Le droit d'une éducation en alimentation pour tous

Questions contemporaines

Collection dirigée par Jean-Paul Chagnollaud, Bruno Péquignot et Xavier Richet

Chômage, exclusion, globalisation… Jamais les « questions contemporaines » n'ont été aussi nombreuses et aussi complexes à appréhender. Le pari de la collection « Questions contemporaines » est d'offrir un espace de réflexion et de débat à tous ceux, chercheurs, militants ou praticiens, qui osent penser autrement, exprimer des idées neuves et ouvrir de nouvelles pistes à la réflexion collective.

Dernières parutions

Frédéric SAINT CLAIR, *Comment sortir de l'impasse libérale ? Essai de philosophie politique civilisationnelle,* 2022.
Jean-Marc ESNAULT, *Bienvenue dans la nouvelle ruralité. Partons à la reconquête de nos campagnes !*, 2022.
Yvan BORDELEAU, *La démocratie en crise. L'urgence de réagir,* 2022.
Lionel MOUTOT, *Généalogie d'une modernité bestiale*, 2022.
Pierre-Marie CHAPON, *Les vieux méritent mieux,* 2022.
Pierre MATILE, *La dictature des (systèmes) experts, Du prédire au dire : la fin du futur indéterminé, le nouveau messianisme*, 2022.
Nicole PERUISSET-FACHE, *Transmettre, de génération en génération*, 2022.
Kamel MEZITI, *Marianne et ses musulmans. La fracture*, 2022.
LUONG Cân-Liêm, *Identité idéologique et éthique,* 2022.
CÉMAFI International, *Versailles 1919 et géopolitique,* 2022.
Thierry LEGRAND-BROWAËYS, *Réformer les retraites, une crispation française*, 2022.
Isabelle GARZINO (dir.), *Contribution de Jean-Bernard PATURET, Le sujet dans un monde utile*, 2022.
Louise FINES, *Mécanique du désespoir*, 2022.
Elysée SARIN, *L'organisation en procès*, 2022.
Philippe DUEZ, *Habiter un monde plus humain. L'éthique d'un contrat géographique fondé sur le vivable,* 2022.
Quentin MEUX, *La République des valeurs*, 2022.

Hélène Baumert

Le droit d'une education en alimentation pour tous

Un enjeu social et sanitaire accentué par la Covid-19

L'Harmattan

5-7, rue de l'École-Polytechnique ; 75005 Paris
http://www.editions-harmattan.fr
ISBN : 978-2-343-25125-7
EAN : 9782343251257

A Nicolas et Philippe,

« Apprendre vraiment, c'est toujours désapprendre, pour rompre avec ce qui nous bloque, nous enferme et nous aliène. » Olivier Reboul

Avant-propos

Les termes utilisés pour qualifier les enseignements des tâches ménagères et des fonctions des familles sont divers selon les périodes, les pays, les programmes : Enseignement Ménager, Art Ménager, Économie Domestique, Économie Familiale…

Dans cet ouvrage c'est le terme Économie Domestique qui est privilégié par référence à International Federation for Home Economics (IFHE), soit la traduction en français : Fédération Internationale d'Économie Domestique.

L'assemblée générale des Nations Unies a déclaré 2021, année internationale des fruits et des légumes

Axes d'action

1. Plaidoyer et sensibilisation

- *sensibiliser le public au rôle que jouent les fruits et les légumes* dans l'amélioration de la nutrition, de la diversité alimentaire et de la santé ;
- *faire connaître leur importance* sociale, économique et environnementale et leur contribution au développement durable ;
- *promouvoir les objectifs de l'année internationale* et encourager son intégration dans les programmes de développement nationaux, régionaux et mondiaux ;
- *stimuler un débat mondial* sur les différents aspects des fruits et des légumes et leur contribution aux objectifs de développement durable et à d'autres conventions et lignes directrices mondiales pertinentes.

2. Production et diffusion de connaissances

- *mieux comprendre comment les différents aspects des systèmes alimentaires fournissant fruits et légumes contribuent à la société*, à l'économie et à la durabilité environnementale dans les pays développés et en développement et créer des messages d'information reposant sur des faits établis ;
- *promouvoir des outils et des mécanismes de suivi et de mesure* des incidences positives et négatives des différents volets de l'année internationale des fruits et des légumes.

3. Élaboration de politiques

- *promouvoir des politiques, des lois et des règlements fondés sur des données probantes*, ainsi que l'échange de bonnes pratiques qui font progresser et maximisent la contribution des fruits et des légumes au développement durable, à la croissance économique et aux moyens d'existence des populations rurales, à la sécurité sanitaire des aliments et à la promotion d'une alimentation diversifiée, équilibrée et saine ;

- *encourager des approches intégrées et globales des systèmes alimentaires* fournissant fruits et légumes au moyen de politiques nationales transversales qui contribuent à la réalisation des objectifs de développement durable et des objectifs des conventions et directives mondiales pertinentes ;
- *stimuler la coopération et les partenariats entre les secteurs* publics et privés concernant différents aspects de l'année internationale des fruits et des légumes, y compris dans le domaine de la recherche ;
- *promouvoir l'investissement dans l'innovation et le développement des infrastructures* afin de promouvoir la consommation et la production durable de fruits et de légumes et de réduire les pertes et gaspillages.

4. Renforcement des capacités et éducation

- *appuyer la formulation et la mise en œuvre de mesures et de programmes éducatifs* (programmes d'alimentation scolaire, potagers scolaires, potagers urbains et péri-urbains, jardins et potagers suspendus, lieux de travail sains, développement des connaissances en matière d'alimentation, programmes d'éducation collective sur les pertes et gaspillages alimentaires, entre autres) et de matériaux didactiques connexes afin de mieux faire connaître les avantages de la production et de la consommation de fruits et de légumes, leurs incidences sur la santé et la nutrition, ainsi que d'autres sujets pertinents liés à l'année internationale des fruits et des légumes ;
- *renforcer l'intégration de l'éducation nutritionnelle*, en soulignant l'importance des fruits et des légumes, dans l'élaboration des programmes d'études, en cohérence avec le programme 2030 et les ODD (Objectifs de Développement Durable) ;
- *renforcer l'autonomie des parties prenantes*, en particulier des femmes et des jeunes, par le développement des connaissances et des compétences dans la production et la manutention après récolte, la transformation, la préparation, la commercialisation et la consommation des fruits et des légumes.

Introduction

En France, sur une semaine de 168 heures, en moyenne 35 heures sont dévolues au travail, 56 heures au sommeil, il reste donc 77 heures consacrées à la vie quotidienne, sociale et familiale. Une réflexion et une formation ne sont pas à négliger sur le sommeil et la vie sociale et familiale.

Répartition de la vie quotidienne sur une semaine, *en moyenne*

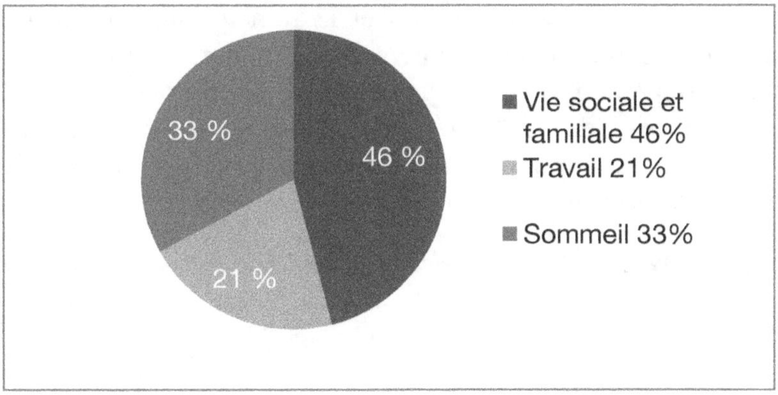

La transmission familiale, depuis le développement du travail des femmes, n'est plus une tradition mais cependant l'alimentation occupe chaque jour plus de 2 heures et « malgré les facilités croissantes pour manger à toute heure, le temps consacré à l'alimentation reste très concentré au moment des trois repas traditionnels. À 13 heures, la moitié des Français est en train de déjeuner. Entre les repas, 15 % des personnes déclarent grignoter très souvent, c'est le cas de 29 % des jeunes. Un cinquième du temps passé à manger l'est devant la télévision, en très légère augmentation sur 24 ans. En moyenne, les repas sont considérés comme des moments aussi agréables que lire ou écouter de la musique. Les personnes les plus âgées les apprécient le plus et y consacrent le plus de temps. Les plus jeunes les apprécient moins, prennent moins souvent de petit déjeuner et mangent beaucoup plus fréquemment à l'extérieur de chez eux[1] ». L'importance croissante des produits élaborés par les industries agro-alimentaires, le

[1] Thibaut de Saint Pol, Conditions de vie des ménages, Paris, INSEE, octobre 2012

développement de produits nouveaux toujours plus attrayants et les campagnes publicitaires promotionnelles, nécessitent de la part de chacun une vigilance et un esprit critique. Il y a tout de même des attitudes antagonistes car si les consommateurs disent souhaiter s'orienter vers les produits locaux, authentiques, du terroir français, il est constaté, particulièrement chez les personnes seules et celles qui travaillent, une augmentation sensible de l'utilisation de produits préparés ou d'assemblage afin de gagner du temps sur l'achat et la préparation. Il en est de même pour la restauration rapide extérieure ou livrée au domicile. Dans nos pays occidentaux, jusqu'en 2019, nos modes de vie ont progressivement fait évoluer nos représentations particulièrement sur l'alimentation et la transmission de la mémoire culinaire ne se cantonne plus seulement à la sphère familiale.

Le développement de la Covid-19 sur le plan mondial a modifié le rapport au monde de l'humanité. Tous les pays ont été touchés avec un nombre de décès important dans certains pays qui ont dû prendre rapidement des mesures de protection.

Nombre moyen de décès en France *par jour, par mois, par année*

Année	**2015**	**2016**	**2017**	**2018**	**2019**	**Moyenne 2015-19**	**2020**	**2021 (p)**	**2022 (p)**
Janvier	1885	1745	2198	1928	1949	1941	1851	2154	2145
Février	2049	1705	1876	1863	1995	1898	1773	2045	2013
Mars	1773	1747	1621	1948	1730	1764	2037	1893	
Avril	1590	1624	1568	1681	1639	1620	2233	1913	
Mai	1491	1550	1561	1543	1584	1546	1586	1697	
Juin	1488	1483	1480	1501	1549	1500	1544	1540	
Juillet	1500	1510	1495	1559	1553	1523	1524	1573	
Août	1477	1478	1505	1522	1518	1500	1592	1666	
Septembre	1489	1494	1538	1527	1539	1517	1646	1669	
Octobre	1616	1624	1595	1613	1627	1615	1878	1743	
Novembre	1553	1659	1667	1658	1731	1654	2209	1796	
Décembre	1636	1850	1837	1709	1775	1761	2076	2069	

INSEE France : Ensemble des décès, transmis par voie dématérialisée ou par voie papier par les mairies à l'Insee. (p) : ces données sont provisoires.

***Nombre cumulé de décès par la Covid-19 ou probables*,**
par million d'habitants, de janvier 2020 à début octobre 2021

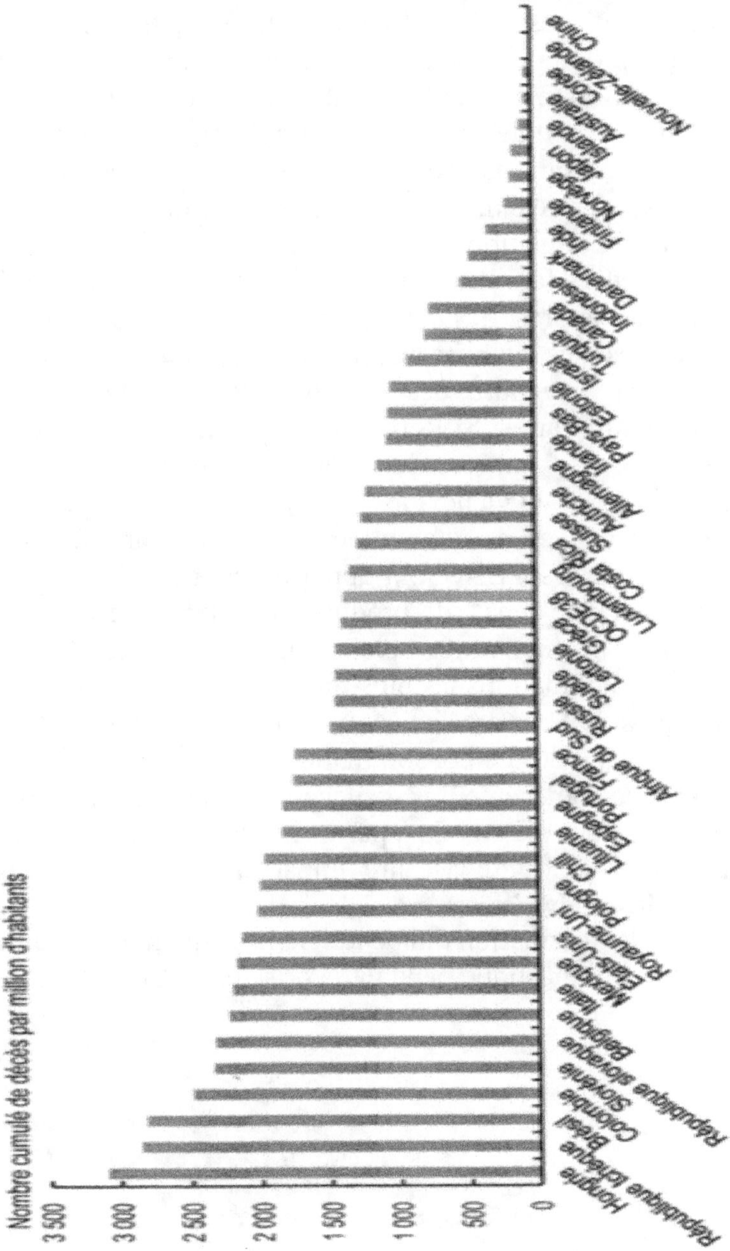

Source : OCDE (2021), *Panorama de la santé 2021 : Les indicateurs de l'OCDE*, Éditions OCDE, Paris, https://doi.org/10.1787/fea50730-fr

En France, la population a été confrontée à la fermeture des espaces collectifs et de restauration, des commerces, des entreprises et des établissements scolaires pendant les confinements. Les familles, particulièrement les plus fragiles, les étudiants, bénéficiaient antérieurement de la restauration d'entreprise, universitaire et scolaire à moindre coût ou même de leur gratuité. En 2019, 20 % des étudiants vivaient sous le seuil de pauvreté et selon le ministre de la Santé et des Solidarités, 5,5 millions de personnes avaient recours à l'aide alimentaire et près de 8 millions de personnes y ont eu recours fin 2020, soit 12 % de la population française.

De nombreuses familles précaires, des étudiants, amélioraient leurs revenus par des extras, des *petits boulots* saisonniers ou de week-end. Les fermetures des établissements commerciaux, des services, des entreprises ont engendré des périodes de chômage et l'arrêt des embauches temporaires. Si l'ensemble de la population s'est retrouvé devant le fait de devoir gérer leur alimentation et les *gestes barrières*, particulièrement d'hygiène, les difficultés des familles déjà en précarité, se sont accrues au point de ne plus pouvoir faire face. L'État, les Associations, les CCAS[1] ont apporté des aides financières, assuré des distributions de repas, de produits et matériel de protection, pour lutter contre l'augmentation notable de la précarité. Cependant les difficultés des populations les plus fragiles n'ont fait que s'accentuer.

Les études de **France AgriMer 2020**[2] nous permettent d'observer l'évolution des modes de consommation spontanée en France au cours des périodes de confinement et de déconfinement par référence à 2019. Les graphiques ont été établis à partir des données de IRI publications hebdomadaires « Covid : Mesure impact », disponibles sur le site : https://www.iriworldwide.com.fr/insights/publications/iri-vision-actualite
C'est la grande distribution qui bénéficie largement de l'évolution de la consommation domestique pendant la crise de la Covid-19.

---

[1] Centre Communal d'Action Sociale

[2] L'impact de la crise de la Covid-19 sur la consommation alimentaire en France : parenthèse, accélérateur ou élément de rupture de tendances ? Septembre 2020

Évolution hebdomadaire du chiffre d'affaires de la grande distribution

Période de la crise de la Covid-19 par rapport à l'année précédente

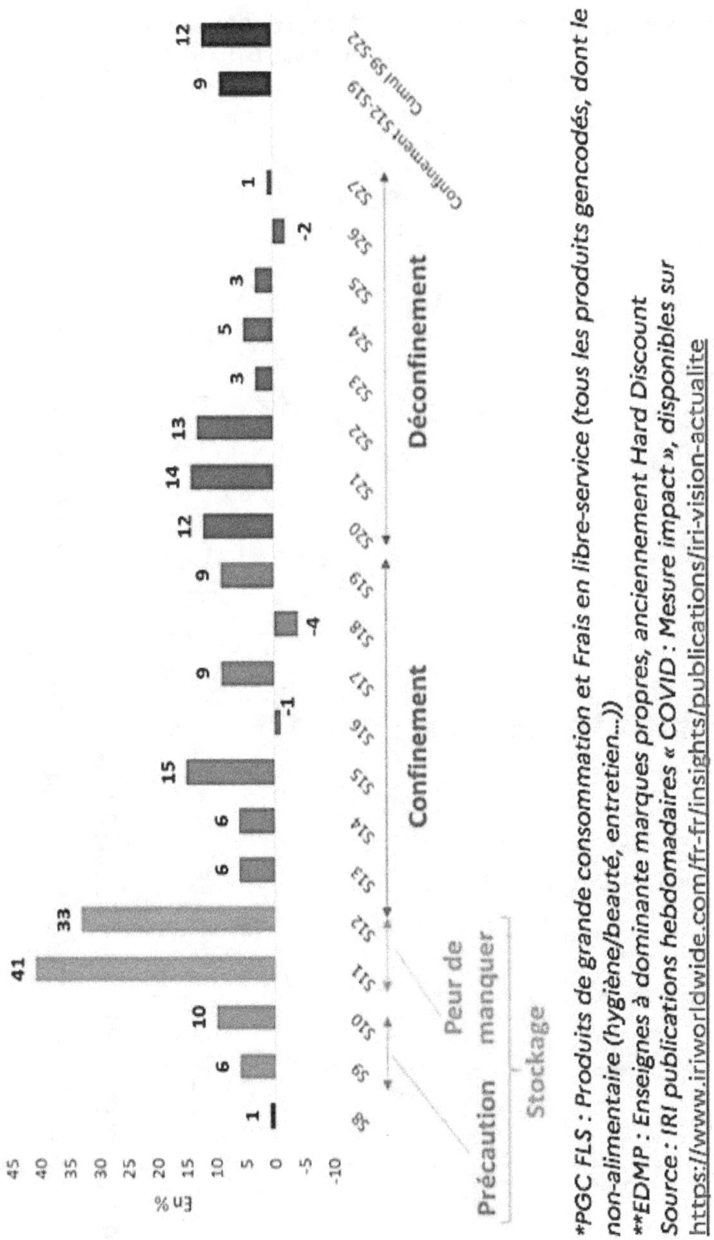

Ces études nous indiquent la modification immédiate des achats des consommateurs qui privilégient les produits de longue conservation (farine, pâtes, riz, conserves…) ainsi que les produits de base permettant de cuisiner (farine, huile, sucre, œufs…).

Croissance des achats en volume des produits de longue conservation
Épicerie (Évolution en % 2019-2020)

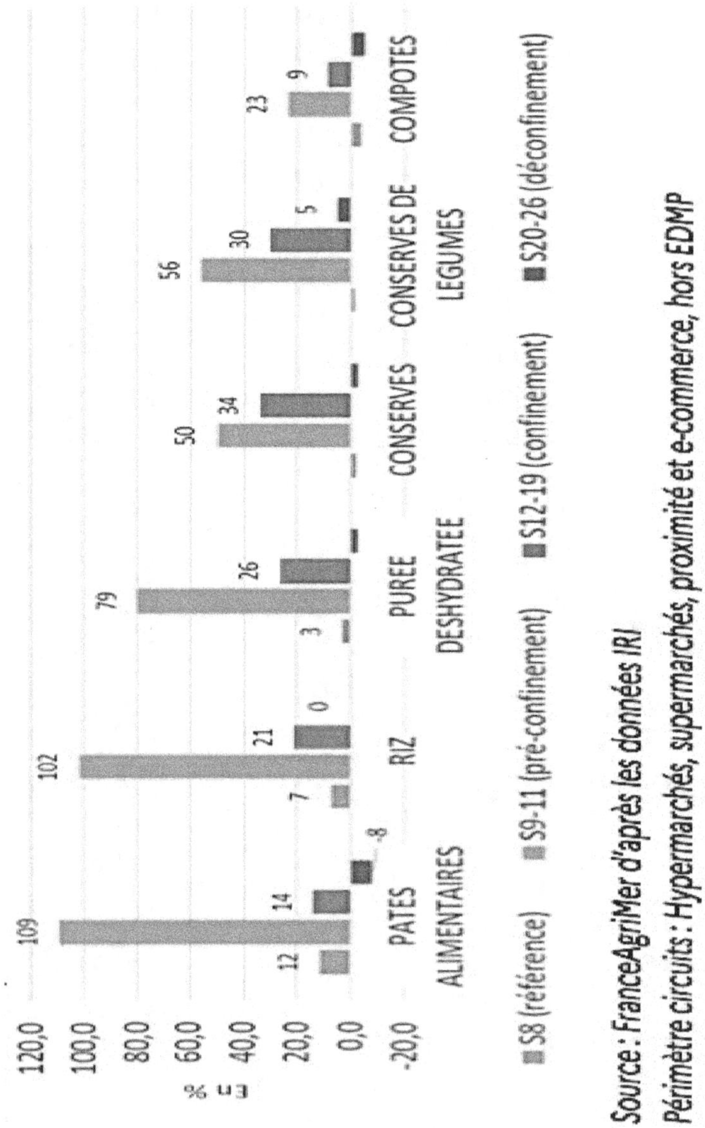

Croissance des achats en volume des produits de longue conservation
Surgelés (Évolution en % 2019-2020)

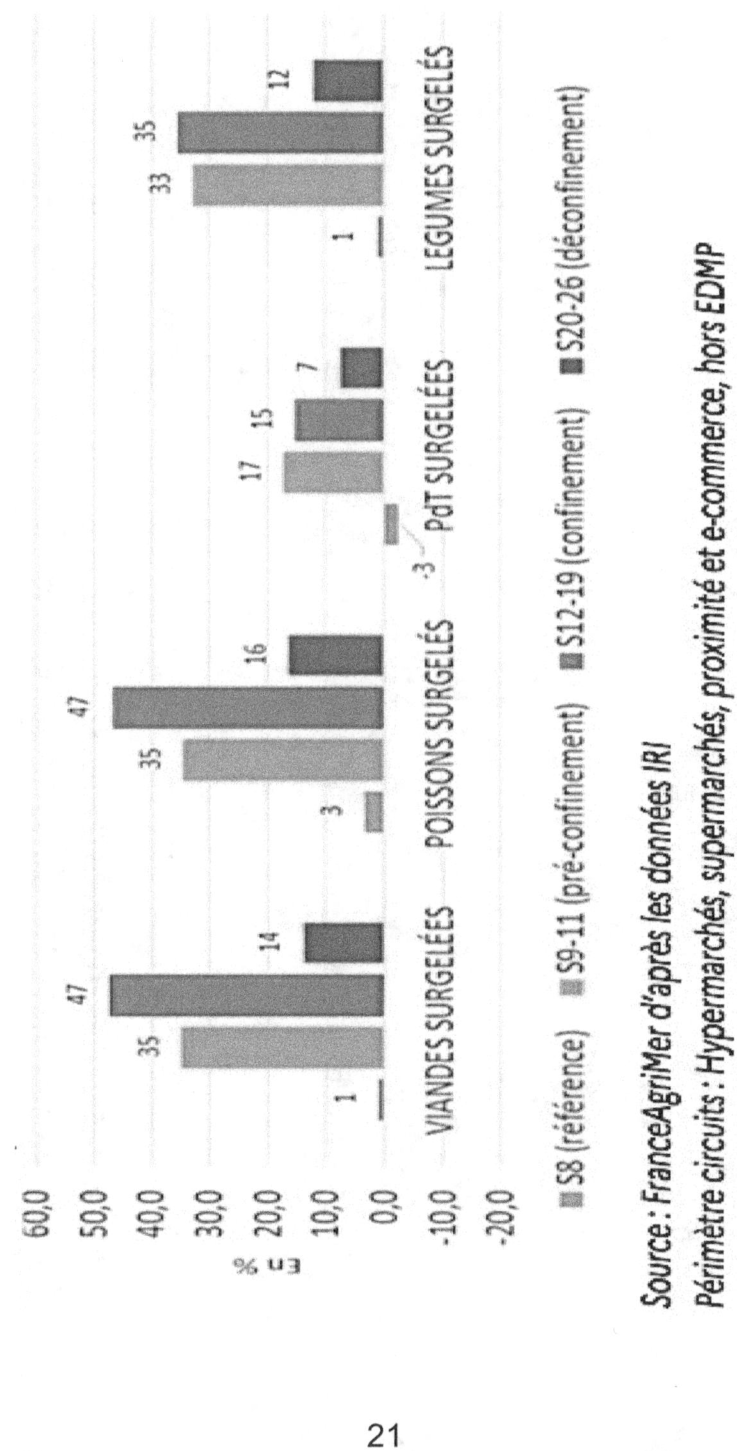

Croissance des achats en volume des produits de base
(Évolution en % 2019-2020)

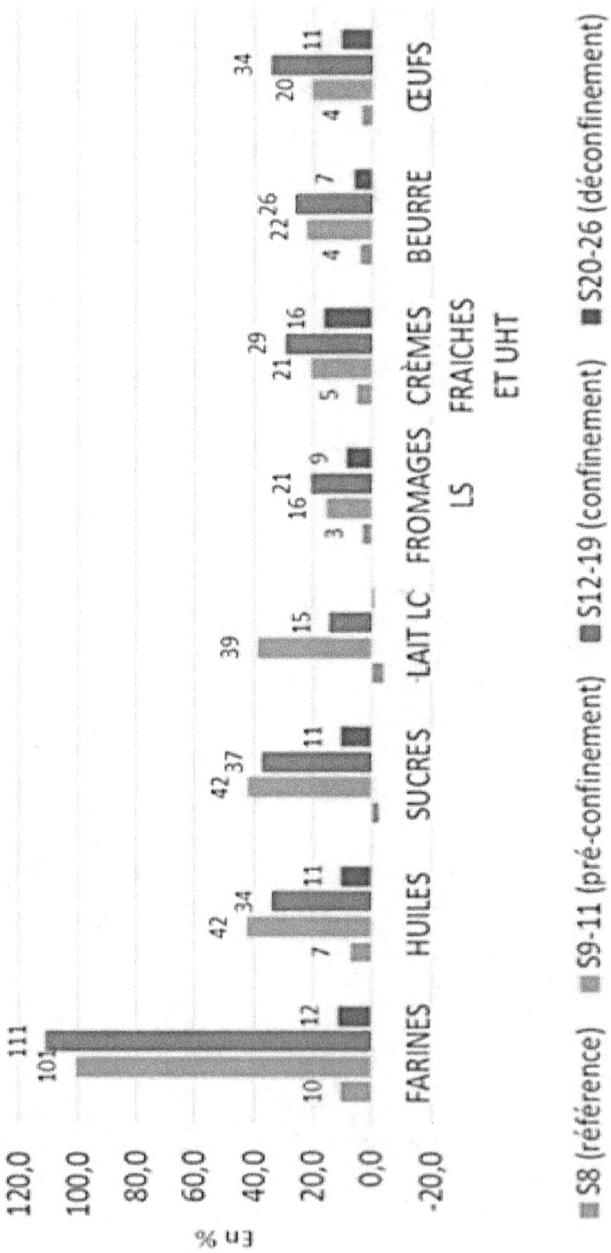

Source : FranceAgriMer d'après les données IRI
Périmètre circuits : Hypermarchés, supermarchés, proximité et e-commerce, hors EDMP

France AgriMer annonce dans son enquête de 2020 que 60 % des Français déclarent que le confinement les a amenés à changer leur manière de consommer. Plusieurs axes d'évolution ont été listés sur « les pratiques et les comportements alimentaires des Français :

- *la tendance vers l'amplification des considérations de la santé*, bien-être et naturel dans l'alimentation ;
- *la tendance vers la modification des régimes*, avec comme motivation principale redonner du sens à son alimentation (plus de transparence, de durabilité, moins de gaspillage, baisse de la consommation de protéines animales…) ;
- *les nouvelles pratiques de consommation* avec les nouvelles occasions et lieux, le rôle accru du digital, l'individualisation ou la communautarisation de l'alimentation et la montée en puissance du consommateur stratège ;
- *l'attitude à l'égard de la mondialisation* avec d'un côté la nostalgie et la reconnaissance de la proximité (rejet de la mondialisation), et de l'autre la curiosité et l'ouverture aux cuisines du monde, aux concepts innovants et à la consommation équitable (nouvelle mondialisation) ;
- *les tendances axées sur la préparation*, conjuguant à la fois la recherche de praticité et la valorisation du faire soi-même. »

Touchés par la pandémie mondiale les consommateurs ont accentué l'évolution de consommation en restauration commerciale. Le menu classique, entrée, plat, dessert n'est plus systématiquement commandé, ce qui a contraint les restaurateurs à mener des réflexions entraînant la modification des propositions à leur clientèle : suppression des entrées au repas de midi, plats indiqués en portion et demi-portion…

La prise de conscience du rôle capital de l'alimentation, des pratiques d'hygiène permettant une meilleure gestion de sa santé, ne peuvent que poser la question de l'acquisition de ces habitudes, notamment la nécessité d'informations sur les besoins de son propre corps, la composition des aliments et l'indispensable formation qui permettra à chacun de faire des choix raisonnés et critiques. La transmission familiale n'était déjà plus une tradition depuis le développement du travail chez les femmes, la cellule familiale restreinte à un couple et ses enfants, voire à un seul parent et les enfants, l'absence de proximité avec les grands-parents. La crise sanitaire ne fait que renforcer l'intérêt d'une formation, d'une part préalable pour préparer les jeunes aux notions prioritaires de la vie quotidienne, l'hygiène et l'alimentation, d'autre part auprès d'un public plus large en attente de conseils et de pratiques qui ont été supprimés dans leurs cycles de formation.

En France, la suppression en milieu scolaire de *l'Enseignement Ménager* ne permet plus au futur consommateur de développer les compétences spécifiques aux cours de cuisine, à l'hygiène, à la santé, à la gestion du budget, indispensables pour les actes de la vie courante. Il devient donc urgent de repenser la formation de la vie quotidienne dès l'école en partant de l'étude des besoins du corps humain pour élaborer les conditions d'une alimentation rationnelle et réfléchie évitant les comportements alimentaires à risques et contribuer ainsi à préserver son capital santé. Parallèlement les cours pratiques de cuisine permettent de respecter des protocoles sanitaires et des règles d'hygiène indispensables pour protéger les consommateurs dans les familles, les structures collectives et les restaurants sans oublier les notions de coût et de gestion des budgets. C'est une formation qui englobe tous les besoins essentiels de la vie quotidienne allant de se nourrir en préservant sa santé, de se vêtir, jusqu'à l'éducation des enfants dans le foyer. Elle devrait reprendre sa place au cours de la scolarité de tous les élèves. D'autre part la connaissance des représentations des apprenants, leurs choix nutritionnels, leurs motivations pour la consommation alimentaire, l'intérêt porté au goût, s'avèrent être un préalable indispensable pour transmettre la mémoire culinaire et mieux comprendre l'environnement *Bioculturel*[1] dans lequel nous évoluons.

---

[1] Hélène Baumert, Plaidoyer pour l'enseignement des pratiques alimentaires, L'Harmattan – Paris – 2013, p. 115

PREMIERE PARTIE

Perception de l'Économie Domestique dans le monde

Chapitre 1

Évolution de l'enseignement de l'Économie Domestique en France

1. Du 14ème siècle au 19ème siècle

1.1 Du 14ème au 16ème siècle

L'Enseignement Ménager, appelé plus généralement dans le monde *Économie Domestique (Home Economics),* prend toute sa place dans l'éducation des jeunes filles dès le 14ème siècle. C'est à partir de la scolarisation des jeunes filles qu'apparaissent les notions de *ménage* et celle d'*éducation.* Mais c'est surtout au 15ème siècle que se développent l'éducation et l'apprentissage des savoirs avec une prise en charge globale de l'élève par le maître. En 1523, Joan Luìs Vivès[1] écrit *De l'institution de la femme chrétienne*. La nécessité est alors reconnue d'éduquer les filles, mais la question reste entière : que leur apprendre ? Joan Luìs Vivès s'oriente vers la culture domestique qui permettra de former la future épouse et la future mère. Celle-ci doit pouvoir se rendre agréable à son mari par ses charmes et sa conversation, l'aider dans la gestion des affaires domestiques, savoir élever chrétiennement ses enfants. Il préconise donc un enseignement de l'éducation religieuse, de la lecture et de l'écriture, mais sans pour autant négliger les travaux domestiques : tenir l'aiguille et faire la cuisine, même pour les jeunes filles des classes aisées. Il distingue cependant le type de travaux dédiés aux classes aristocratiques des travaux dévolus aux classes populaires. Il préconise également la séparation de l'éducation des jeunes filles et des jeunes gens dont la formation est orientée vers les travaux manuels artisanaux.

1.2 Au 17ème siècle

Le mouvement s'amplifie avec la scolarisation des jeunes filles confiées aux religieuses : les Ursulines dès 1587, les Augustines à partir de 1600, les Visitandines en 1610, les Filles de la Croix en 1625, les Filles de la Charité… L'instruction donnée est toujours diversifiée en

[1] Joan Luìs Vivès (1493-1540), théologien, philosophe, pédagogue d'origine espagnole qui a œuvré à la Sorbonne, à Oxford, aux Pays-Bas.

fonction des classes sociales. Chacune des institutions accueille des publics spécifiques : jeunes filles de la noblesse et de la haute bourgeoisie, public populaire, enfants pauvres. Les formations sont adaptées aux besoins qui sont nécessaires pour remplir leurs diverses charges.

Les jeunes filles de la noblesse et de la haute bourgeoisie sont accueillies en internat et reçoivent une éducation privilégiant les activités de représentation sociale : arts d'agrément (danse, musique, peinture), arts de la conversation, quelques notions d'écriture, d'histoire, de calcul. « On consacrait en général deux heures à l'écriture, au calcul, à la géographie et à l'histoire. Environ quatre heures au catéchisme, à la danse, au dessin, à la mythologie, à la musique et au clavecin. Peu ou même pas de sciences. On exerçait en outre les élèves à causer et à déclamer. Le reste de la journée appartenait aux arts d'agrément, aux récréations, aux offices, aux repas et au sommeil[1]. » Quelques institutions se tournent cependant vers des tâches plus administratives qui sont enseignées en vue de permettre aux jeunes filles de mieux gérer les intérêts de leur famille et le suivi des domestiques par l'apprentissage de la tenue de la comptabilité de la maison, la rédaction de factures, l'écriture des actes de la vie familiale et le latin[2]. La noblesse, appauvrie par les guerres et les deuils, fait partie de cette population qui doit apprendre d'autres pratiques en raison de la faiblesse de ses ressources, leur nombre de domestiques étant réduit voire inexistant. Certains établissements, comme Saint-Cyr (fondé par Madame de Maintenon), accueillent ces jeunes filles gratuitement en internat. Ces établissements développent de nouvelles valeurs auprès de leurs élèves : « il faut que vous soyez l'exemple des femmes de votre province en remplissant tous vos devoirs de femme et de maîtresse de maison, et par là ceux d'une parfaite chrétienne »[3]. Les activités abordées étaient très diverses : cours de fabrication de médecines, fabrication des fils, des toiles, boulangerie, culture des plantes, préparations culinaires. Tout ce qui est nécessaire à la vie quotidienne de la famille fait partie de l'enseignement : travaux d'aiguille, travaux de ménage. Ces établissements annoncent déjà les futures *Écoles Ménagères*.

---

[1] Étude sur l'Éducation des filles de qualité sous l'Ancien Régime – Revue générale belge octobre 1955

[2] Gustave Fagniez, La femme et la Société Française dans la première moitié du 17ème siècle

[3] Théophile Lavalée, Conseils et instructions (Madame de Maintenon, lettre de 1993)

Les jeunes filles des milieux populaires sont scolarisées en externat gratuitement. L'enseignement dispensé comporte des notions de lecture, d'écriture, de calcul et des travaux manuels. Les jeunes filles pauvres sont formées dans des ateliers pour apprendre très tôt à travailler et à se préparer au métier de domestique ou de l'artisanat, tapisserie, couture, broderie, dentelle... A côté de ces enseignements, il est prévu des travaux de la vie quotidienne permettant d'acquérir des formations aux tâches domestiques, notamment les préparations culinaires. Au cours des siècles, la gestion de la vie quotidienne, surtout en milieu rural, semble nécessiter une formation indispensable afin de rendre les femmes plus efficaces dans la gestion du ménage, mais aussi les tâches de la ferme confiées aux femmes (gestion de la basse-cour, tissage, transformation et conservation des produits de la ferme...).

1.3 Au 19ème siècle

La prise de conscience de l'intérêt d'une action sociale en faveur des nourrissons, des accidentés du travail, le développement de l'hygiène et de la protection contre les maladies vont amplifier le phénomène et des structures vont se mettre progressivement en place pour assurer une formation aux jeunes femmes qui leur permette de répondre à ces besoins.

En 1825, paraît un ouvrage de Madame Pariset, *Manuel de la Maîtresse de maison et de la parfaite ménagère*, sous forme de lettres qui abordent tous les aspects de l'Enseignement Ménager : devoirs et qualités de la maîtresse de maison, entretien de la maison, confection et entretien du linge et des vêtements, éclairage et chauffage de la maison, alimentation, hygiène et puériculture. Cet ouvrage a longtemps été la référence en matière de formation des jeunes filles et a été repris par Madame Élisabeth Celnart et publié en 1834 dans *L'Encyclopédie de la Maîtresse de maison* du Manuel Roret. En introduction le Manuel Roret situe la place de la femme et de l'homme, dans un contexte qui ferait bondir toutes les féministes « La destinée de la femme c'est le mariage et la maternité. Elle a, par là même, une destination plus générale dans la société : par son influence sur le mari, sur les hommes qu'elle rencontre, par l'éducation des enfants, elle doit contribuer à former ou à conserver les mœurs. L'homme agit : il lui appartient de promouvoir. La femme peut susciter, inspirer l'action au sein même de la famille[1]. » En effet, la formation a essentiellement pour objectif d'assurer une

---

[1] Le Manuel Roret, Encyclopédie de la Maîtresse de Maison, 1834.

formation des jeunes filles à destination de leurs futures tâches au sein de leur propre foyer ou pour devenir une employée de maison modèle. Avec ou sans éducation particulière sur les tâches ménagères, nombre de jeunes filles de milieu pauvre ou modeste sont *placées* comme domestiques dans les familles de la bourgeoisie et de l'aristocratie.

En 1873 à Reims, est créée la première *École Ménagère*, dans laquelle sont diffusés les premiers cours d'Enseignement Ménager. En 1881, l'Économie Domestique, destinée aux jeunes filles, est introduite dans les Cours Complémentaires pour toutes les élèves scolarisées, et en 1882 dans les programmes officiels de l'école primaire. En parallèle les jeunes gens bénéficient de *Travaux Manuels* spécifiques, essentiellement autour du travail du bois et du fer.

Parallèlement, l'Enseignement Ménager continue à se développer, car au 19ème siècle, on manque toujours de domestiques qualifiés. Avec le développement de l'industrie les jeunes filles et les jeunes gens sont plus enclins à travailler en usine. L'Association Suisse pour le Service Domestique se mobilise. Il faut professionnaliser le travail ménager, en faire une véritable profession, pour qu'il soit valorisé. Christine Champury, directrice de la première École Ménagère Genevoise, ouverte en 1893, écrit : « Pour le (*le personnel domestique*) mettre à sa vraie place, il est nécessaire de le relever, d'en faire comprendre la valeur, de le considérer, non plus comme un vestige de l'ancien servage ou comme un pis-aller, mais comme un véritable métier auquel on se prépare par un apprentissage complet, sérieux, surveillé, basé sur un contrat analogue à ceux des autres métiers et terminé par un examen. »

Ce n'est qu'à la fin du 19ème siècle et au début du 20ème siècle que les formations des employés de maison vont devenir plus professionnelles et se structurer. A cette période le mode de vie et la facilité des déplacements permettent à une clientèle aisée de fréquenter les établissements des villes d'eau. Seule une partie des domestiques accompagnait leurs maîtres, ce qui ne permettait pas d'avoir l'ensemble du personnel durant les séjours. Cependant, cette classe sociale avait l'habitude d'avoir suffisamment de personnel à son service. Leurs exigences ont généré des formations qui se sont adaptées à cette clientèle, tant en cuisine, qu'en divers services. Les demandes d'une clientèle habituée à disposer d'un service personnalisé de haut niveau a incité des décideurs ou des entrepreneurs à mettre en place des formations permettant de proposer des personnels adaptés et compétents. C'est dans ce contexte que se créent les premières *Écoles Hôtelières* appelées à transmettre, non seulement une maîtrise des techniques culinaires et de services, mais aussi un savoir-être. L'École Hôtelière de Lausanne (EHL), fondée en 1893, fut la première école hôtelière au monde. L'EHL a ouvert ses portes à l'époque de l'essor du tourisme qui a eu lieu en Suisse à la fin du 19ème siècle, lorsque le besoin de personnels compétents et qualifiés se faisait sentir à tous les niveaux. En France, L'École Hôtelière Savoie-Léman de Thonon-les-Bains, a été créée le 2 avril 1912 sous l'impulsion de Jules Mercier, Sénateur de Haute-Savoie.

2. Le 20ème siècle et le 21ème siècle

L'Enseignement Ménager est destiné aux jeunes filles pour *faciliter la tenue du ménage.* Les tâches domestiques sont enseignées : cuisine, puériculture, couture, tricot, hygiène, dans le but de former de parfaites maîtresses de maison. Ces enseignements sont particulièrement développés dans les collèges de jeunes filles et dans l'enseignement technique. En parallèle les jeunes gens bénéficient d'une formation générale à l'hygiène avec des notions de bricolage. Pour les jeunes filles, l'épreuve d'Enseignement Ménager est facultative au baccalauréat d'enseignement général.

Au début du 20ème siècle, la ville de Paris instaure l'Enseignement Ménager dans les cours complémentaires assurés par des maîtresses-cuisinières et des maîtresses-blanchisseuses. Les cours de cuisine ont lieu le matin de 8 h 30 à 11 h 30, et sur deux jours consécutifs de façon à permettre d'enseigner aux élèves l'art d'accommoder les restes de la veille. Le cours de cuisine comprend : l'achat des provisions nécessaires au déjeuner, la tenue du carnet de dépenses, la préparation et la cuisson des aliments, la mise du couvert, le nettoyage et le rangement de la cuisine.

Exemple de formation

- Menus complémentaires sur 2 jours

1er jour : pot-au-feu, potage au pain, œufs au jambon, gâteau de semoule ;

2ème jour : vermicelle au bouillon gras, poisson sauce blanche ou au four, bœuf bouilli parmentière, beignets de pommes.

- Exercice d'entretien du linge

Repassage : préparation de l'empois cuit ; amidonnage ; repassage d'objets empesés : cols de lingerie, rabats, rideaux, chemisettes ;

Raccommodage : raccords sur des étoffes rayées ou à fleurs ; remmaillage simple sur une ligne ;

Détachage : enlèvement des taches composées : cambouis, peinture, vernis.

- *Activités diverses*

Préparation d'une lampe, d'un cataplasme, d'un uniment pour les brûlures, d'un onguent pour les furoncles.

Pour les futures enseignantes, la préparation à l'enseignement de l'Économie Domestique évolue dans les écoles normales. D'essentiellement théorique à la fin du 19ème siècle, il devient pratique avec les nouveaux programmes de 1905 et la mise en œuvre de réels cours de cuisine, raccommodage, blanchissage, entretien de la maison, et même de travaux de jardinage et d'enseignement sur les diverses tâches des femmes en agriculture. La transmission de ces cours s'effectue dans toutes les écoles, assez souvent soutenue par les municipalités, comme Paris qui encourage très fortement ces enseignements. Les cours de cuisine ont une place privilégiée étant considérés comme une nécessité incontournable dans la gestion économe du foyer, particulièrement des classes modestes. Progressivement, en parallèle sans doute avec les découvertes scientifiques et l'influence forte de Pasteur, l'hygiène devient un enseignement plébiscité par le monde de l'éducation, mais aussi par l'Académie de médecine qui, en 1908, proclame que « des notions d'hygiène publique entreront non seulement dans le programme des études (*de médecine*), mais encore dans le programme des examens des écoles, lycées et collèges ». Malgré les avancées dans les connaissances scientifiques, l'Enseignement Ménager reste essentiellement pratique comme le précisent les instructions de 1923 sous le ministère de Léon Bérard « La théorie n'y apparaît que pour justifier la pratique. Elle peut aussi inspirer aux jeunes filles l'amour du foyer, en leur montrant que les opérations en apparence les plus humbles de la vie domestique se relient aux principes les plus élevés des sciences de la nature. »

Jusqu'aux années 1960, les élèves des écoles primaires, qui ne poursuivent pas en Cours Complémentaire, reçoivent un enseignement de sciences en classe de Fin d'Études Primaires et continuent à préparer le Certificat d'Études Primaires. Parmi les disciplines permettant de se présenter à cet examen, les préoccupations de la vie quotidienne sont très présentes dans les sciences appliquées, avec une orientation vers l'électricité, l'agriculture, la mécanique et le travail manuel pour les garçons, la vie ménagère, la puériculture, la couture pour les filles. D'autre part, les sujets sont très fréquemment différents, adaptés aux préoccupations en fonction du milieu, selon qu'il s'agisse de candidats ruraux, urbains ou maritimes.

Sujets proposés au Certificat d'Études Primaires en sciences appliquées

Question commune

Quelles sont les différentes fonctions de la peau ? Pourquoi et comment la tenir propre ?

Écoles urbaines

- *de garçons* : Avantages et inconvénients du chauffage central
- *de filles* : Différentes façons de préparer un plat de pommes de terre. Donnez en détail la recette d'une de ces préparations à votre choix

Écoles rurales

- *de garçons* : Qu'est-ce que le gaz butane ? Quels sont ses avantages et ses utilisations ?
- *de filles* : Établissez les menus d'un repas de midi et d'un repas du soir du mois de juin où ne figureront que les produits de la ferme ou du jardin.

Écoles maritimes

Quelles sont les principales indications qui figurent sur une carte maritime ? Quelles sont parmi ces indications celles qui permettent de déterminer aisément la position d'un point quelconque de la carte ?

Couture (filles)

Faire un ourlet de 10 cm de longueur et de 1 cm de largeur avec des jours échelle.

Dessiner les lettres A, B et les exécuter au point de fantaisie.

La Réforme Berthoin de 1959 prolonge la scolarité obligatoire jusqu'à seize ans et crée un cycle d'observation de deux ans à la fin du primaire ou au début du secondaire.

La Réforme Fouchet-Capelle de 1963, qui lui succède, implante le cycle d'observation dans les collèges et supprime définitivement les classes de Fin d'Études Primaires. L'Enseignement Ménager perdure cependant dans les collèges.

Le décret du 28 Août 1989 supprime le Certificat d'Études Primaires après 123 ans d'existence.

2.1 1968, une année charnière

En mai 1968 une révolte étudiante, démarrée à Nanterre, entraîne la France dans une grève générale la plus sévère de son histoire, marquée par le déchaînement des mécontents et les violents affrontements avec les forces de l'ordre. Les valeurs de base sont bouleversées. La société est contestée en raison de ses mesures conservatrices et autoritaires et l'ensemble des classes sociales aspire au changement. Cet événement amène de nombreuses interrogations concernant les structures sociales : place de la famille, statut de la femme, maîtrise de la procréation, sexualité...

Au niveau de l'orientation des enseignements et des choix des contenus disciplinaires à assurer, c'est une mutation profonde qui prend sa source dans les années 70 et qui se poursuivra et s'accentuera avec la création du **collège unique pour tous** de la Loi Haby du 11 juillet 1975 qui supprime la distinction entre CES et CEG[1] devenant tous des collèges. Dans ces nouveaux établissements, l'enseignement dénommé alors *Économie Familiale* est perçu comme rétrograde. Avec le développement très rapide des sciences et des techniques, l'enseignement de l'Économie Familiale sera remplacé par un enseignement technologique de type industriel et tertiaire de 1977 à 1980 associant les techniques et les sciences. A partir de 1985 c'est l'avènement de la technologie obligatoire pour tous les élèves de collège. Une innovation qui a eu ses adeptes dans le passé puisque, dès le 12ème siècle Hugues de Saint-Victor[2] pensait qu'il fallait introduire l'enseignement des techniques dans l'étude de la philosophie. Cependant, ce fut un souhait vain qui tentait de rapprocher travail intellectuel et travail manuel et qui demeura sans suite. Les sciences qu'il appelait *mécaniques* (fabrication de la laine, agriculture, médecine, chasse, natation, théâtre) sont en fait réservées « au bas peuple et aux fils de roturiers ». L'ascension des artisans, des techniciens, des ingénieurs, à la fin du Moyen Age et à la Renaissance, a contribué à transformer la hiérarchie des savoirs. Dès 1637 Descartes, dans *Le Discours de la Méthode,* écrit que les hommes auront désormais à élaborer des « connaissances qui soient forts utiles à la vie au lieu de cette philosophie spéculative qu'on enseigne dans les écoles. »

---

[1] CES : Collège d'enseignement secondaire
CEG : Collège d'enseignement général)

[2] Hugues de Saint-Victor, philosophe (1096-1141)

2.2 Un enseignement réservé aux sections professionnelles

C'est dans ce contexte que les commissions des programmes élaborent les nouveaux textes des collèges techniques. Le souhait de l'égalité des sexes n'est sans doute pas étranger à l'apparition d'une discipline commune aux filles et aux garçons, *l'Économie Familiale et Sociale*. L'ambition est de former tous les élèves, indifféremment filles et garçons, aux problèmes de la vie courante : alimentation, budget, hygiène, consommation.

Les contenus d'Économie familiale sont regroupés dans trois parties

- *L'Éducation sanitaire* : bien que théorique, cette partie aborde toutes les questions d'hygiène, d'entretien du linge et de l'habitation, de l'alimentation, des maladies infectieuses et à caractère social, d'information sexuelle. La seule partie pratique est prévue dans les soins de première urgence.
- *L'Éducation du consommateur* : cible la gestion du budget, la publicité et la connaissance des produits, essentiellement à partir des étiquettes informatives.
- *La vie familiale et sociale* : traite à la fois des relations sociales, de l'environnement et des loisirs.

Bien que proche des contenus des enseignements antérieurs dans l'intitulé, le programme d'Économie Familiale et Sociale n'assure plus que des notions théoriques. Les élèves poursuivant leurs études dans un cursus général ne bénéficient pas des cours d'Économie Familiale et Sociale. Pour les membres des commissions des programmes, ces élèves ne semblent pas avoir besoin de se préparer et de réfléchir aux problèmes de la vie quotidienne auxquels ils seront pourtant également confrontés. A noter que les établissements agricoles continuent à assurer les contenus théoriques et pratiques d'Économie Domestique dans toutes les sections.

De 1980 à 1990, si l'intitulé de la discipline ne change pas, l'orientation évolue. Les situations étudiées prennent de plus en plus appui sur le domaine professionnel avec pour objectif de motiver les jeunes dans le choix de leur future profession. Tout ceci s'instaure au détriment des contenus traditionnels de l'Économie Domestique.

A partir de 1990, une orientation nouvelle et déterminée s'amorce. L'orientation pratique disparaît pour faire place à des études et des réflexions à partir de thèmes se référant à la vie quotidienne. Cet enseignement s'adresse uniquement aux élèves qui sont le plus en difficulté dans le système scolaire : établissements professionnels, classes d'insertion des collèges, sections d'enseignement spécialisé. La finalité est de favoriser l'insertion sociale et professionnelle des élèves à partir de quatre modules :

- *santé,*
- *consommation,*
- *environnement,*
- *entreprise et vie professionnelle.*

L'intitulé évolue une nouvelle fois et affiche nettement l'aspect professionnel au détriment de familial : *Vie Sociale et Professionnelle (VSP).* Cette orientation est encore plus accentuée par les recommandations pédagogiques et les objectifs des programmes qui préconisent une approche *systémique* des questions étudiées empruntant ce terme aux démarches d'apprentissage du secteur industriel. « L'Enseignement de la Vie Sociale et Professionnelle en CAP (Certificat d'Aptitude Professionnelle) s'adresse à un public très varié tant dans sa composante sociale que dans ses besoins et ses attentes. Par la dynamique qu'il génère, cet enseignement participe aux apprentissages de la vie afin de former un individu responsable ». En lien avec les autres enseignements, la discipline Vie Sociale et Professionnelle (VSP) permet d'appréhender toutes les dimensions des différentes situations rencontrées dans l'environnement social et professionnel.

« ***Le référentiel s'articule autour de 5 axes :***

- *L'individu dans son parcours professionnel*

La VSP aide la personne à s'adapter aux évolutions de son parcours professionnel et lui permet d'adopter un comportement actif et approprié dans les différentes démarches liées à l'emploi, dans son évolution de carrière par l'acquisition de connaissances et de techniques.

- *L'individu dans l'entreprise*

La VSP permet à chaque personne de connaître ses droits et devoirs dans l'entreprise, d'identifier les ressources internes à l'entreprise en cas de difficultés et de prendre conscience des conséquences de l'hygiène de vie sur la vie personnelle et professionnelle.

- *L'individu au poste de travail*

La VSP permet d'adopter une attitude responsable dans le domaine des risques professionnels. En effet, la VSP aide la personne à repérer les risques liés au travail, au matériel, aux produits, aux ambiances, aux gestes et postures et à proposer des mesures de prévention.

- *L'individu acteur des secours*

La VSP permet à chacune des personnes formées au Sauvetage Secourisme du Travail (SST) ou aux Formations des Premiers Secours (AFPS) de mettre en œuvre des gestes de secours et d'avoir un comportement adapté à la situation.

- *L'individu consommateur avisé*

Par cette éducation à la consommation, la VSP permet à la personne de connaître ses droits et obligations, de gérer un budget, d'effectuer des choix pertinents en matière d'achats et d'utilisation de services et de participer à la protection de l'environnement. »

A la lecture des termes des intitulés des axes (professionnel, travail, entreprise, secours) il apparaît clairement que la partie essentielle de cet enseignement s'appuie sur la partie professionnelle. Aucune manipulation pratique n'est prévue dans la partie réservée au *consommateur avisé* dont la formation théorique se limite aux choix pertinents d'achats et à la gestion d'un budget.

L'épreuve d'Économie Familiale, qui était facultative aux baccalauréats généraux et technologiques, a été supprimée en 1994. Dans les sections professionnelles il a été partiellement maintenu malgré les nombreuses évolutions au niveau des contenus dans lesquels la partie pratique a été progressivement supprimée, jusqu'au coup de grâce de 2008 avec l'avènement d'une nouvelle discipline, *Prévention, Hygiène, Sécurité,* qui remplace la Vie Sociale et Professionnelle.

En 2010, le titre de la discipline est à nouveau modifié et devient *Prévention, Santé, Environnement*, discipline de réflexion, qui présente certes un intérêt indéniable, mais qui gomme toute activité pratique domestique. Le référentiel de *Prévention, Santé, Environnement*, qui s'adresse à tous les élèves des sections professionnelles, du Certificat d'Aptitude Professionnelle au Baccalauréat Professionnel, précise que

« ***L'enseignement vise à former des acteurs de prévention*** individuelle et collective par l'acquisition :

- *de connaissances* dans le cadre de la prévention, de la santé et de l'environnement ;
- *d'un comportement responsable* vis à vis de sa santé et de son environnement ;
- *des compétences sociales et civiques* permettant de réussir sa vie en société dans le respect de soi et des autres ;

- *d'une culture scientifique et technologique* visant à développer l'esprit critique ;
- *d'une méthodologie* intégrant une démarche d'analyse et de résolution de problèmes.

L'enseignement Prévention – Santé - Environnement est organisé en modules de formation définis autour de problématiques

- *en seconde professionnelle, cinq modules* de formation abordent les domaines de la santé et de l'environnement économique ;
- *en première professionnelle, trois modules* de formation sont axés sur le développement durable et la prévention des risques professionnels ;
- *en terminale professionnelle, quatre modules* de formation développent le cadre juridique de l'entreprise et les démarches de prévention dans le monde professionnel. *»*

Dans la mesure où cet enseignement est uniquement réservé à la voie professionnelle, les problèmes inhérents à l'activité professionnelle ont pris progressivement une place de plus en plus importante par rapport à l'Économie Familiale qui n'est abordée que par touches au sein du référentiel et uniquement sous forme de cours théoriques. Et pourtant, peut-on n'avoir qu'une connaissance livresque de ces questions ? Ne découvre-t-on pas, par la pratique, les difficultés, les tours de mains indécelables dans un simple descriptif ? « Apprendre en faisant » devise déjà du siècle des Lumières qui s'adressait aux sciences.

2.3 2012, la Refonte de l'École

Proposée par le Ministre de l'Éducation Nationale Vincent Peillon, nommé dans la foulée de l'élection présidentielle de François Hollande en mai 2012, ses propositions laissent un espoir de mettre en œuvre des apprentissages laissés pour compte à ce jour. Certes, le sport, la musique, le théâtre, les nouvelles technologies cités explicitement tiendront une place importante dans les propositions, mais pourquoi ne pas envisager des travaux domestiques qui peuvent devenir à la fois ludiques et formateurs : la cuisine, les travaux d'aiguilles, l'art du bois…, domaines très prisés d'associations en plein développement, de professionnels désireux de partager leur savoir auprès du grand public, comme le font notamment de plus en plus les chefs de nos restaurants étoilés.

« ***Le cahier des charges du Projet Éducatif Territorial*** pour accompagner cette action vise à :

- *développer sur un territoire donné une politique locale* et globale, concertée et évaluée en faveur des enfants et des jeunes ;
- *favoriser l'accès des enfants et des jeunes à des projets* d'éducation populaire, à l'autonomie, et à l'engagement citoyen afin qu'ils trouvent leur place dans la société ;
- *il repose sur une stratégie éducative* établie à l'issue d'un diagnostic précis des besoins culturels, artistiques, sportifs, sociaux des enfants, des jeunes et de leurs familles ;
- *il doit répondre à des besoins* d'espace, de temps, de rythme de vie, d'activités de loisirs, de santé, de transport, de logement, d'orientation, d'information... »

Les objectifs doivent permettre de :

« - *promouvoir une égalité des chances* dans l'accès des activités de découvertes, sportives, artistiques et socioculturelles ;
- *enrichir et diversifier les temps de loisirs* des enfants et des jeunes ;
- *favoriser l'épanouissement personnel et collectif* des enfants et des jeunes ;
- *promouvoir une égalité des chances* dans l'accès aux dispositifs d'information, d'orientation, de formation, d'insertion sociale et professionnelle. »

Le cahier des charges souligne également la prise en compte, dans l'état des lieux et l'analyse des besoins, de la prévention et de la santé, des modes de relation, de sociabilité, de convivialité, des liens enfants et familles. Des projets pourraient donc s'élaborer autour du partage des pratiques alimentaires, liant prévention et santé, mais aussi budget, éducation au choix, au goût. En associant les parents, dès la maternelle, des projets se concrétiseraient quel que soit le lieu d'implantation de la structure scolaire en milieu rural ou urbain. Dans les quartiers défavorisés ces actions permettraient d'y associer une éducation nutritionnelle favorable à l'intégration sociale des familles.

Cependant, lorsque l'on se penche sur les contenus du *Parcours d'éducation artistique et culturelle,* les instructions pédagogiques ne proposent de développer qu'un aspect réducteur de la notion « permettre d'acquérir des savoirs artistiques et culturels, de pratiquer les arts, de découvrir des œuvres, des artistes, des monuments et des lieux à caractère artistique et culturel ». C'est une acception restrictive de la culture qui reste très éloignée de la définition que préconise l'UNESCO[1] « La culture, dans son sens le plus large, est considérée comme l'ensemble des traits distinctifs, spirituels et matériels, intellectuels et affectifs, qui caractérisent une société ou un groupe social. Elle englobe, outre les arts et les lettres, les modes de vie, les droits fondamentaux de l'être humain, les systèmes de valeurs, les traditions et les croyances ».

Seuls les élèves des lycées professionnels continuent à avoir dans leur programme des cours de Prévention, Santé, Environnement, mais la discipline est de plus en plus appauvrie au niveau des activités pratiques. Le nouveau référentiel paru en 2019 aborde les contenus uniquement de manière théorique à partir de réflexions et d'échanges ou d'analyse de documents en raison également de la contrainte horaire (26 à 30 h année).

« ***En CAP, l'enseignement aborde quatre thématiques***

- *l'individu responsable de son capital santé ;*
- *l'individu responsable dans son environnement ;*
- *l'individu dans son milieu professionnel,* impliqué dans la prévention des risques ;
- *l'individu consommateur averti.*

En Baccalauréat professionnel, les trois thématiques sont également traitées sans activité pratique

- *l'individu responsable de son capital santé ;*
- *l'individu responsable dans son environnement ;*
- *l'individu acteur de prévention* dans son milieu professionnel.

Les instructions du référentiel précisent d'utiliser

- *Activité nécessitant un logiciel, une animation vidéo...* (situations où l'animation est nécessaire à la compréhension, par exemple, des vidéos expliquant le fonctionnement d'un appareil ou d'un organe).
- *Activité qui place l'élève dans une situation de recherche* et d'analyse (exploitation d'un corpus de documents : traitement de l'information...) ;
- *Activité en lien avec l'entreprise* ;
- *Activité particulièrement propice au travail de groupe* et aux projets. »

Pour les politiques, les problèmes de la vie quotidienne semblent donc toujours pouvoir être affrontés sans réelle formation préalable. Or, ne sont-ils pas importants, ne serait-ce qu'en matière de

[1]UNESCO : United Nations Educational, Scientific and Cultural Organization (Organisation des Nations unies pour l'éducation, la science et la culture)

temps consacré, et cet enseignement ne mérite-t-il pas une réflexion et des informations à la fois théoriques et pratiques afin de mieux maîtriser les problèmes de la vie courante ?

Le développement de la Covid-19 a fait prendre conscience de l'importance de tous les actes quotidiens et de l'intérêt d'une gestion économique à partir de connaissances qui n'étaient plus acquises en milieu scolaire par les personnes, notamment vulnérables : faire ses courses, cuisiner, coudre, gérer son budget, s'occuper des enfants, ... Actuellement, en période active, presque la moitié du temps est consacré à la vie sociale, familiale et aux loisirs. Ce temps ne mérite-t-il pas d'y consacrer une formation structurée ?

Malgré cette réduction des programmes, des initiatives existent en milieu scolaire

- *en maternelle* par exemple en proposant aux mamans une information nutritionnelle et même une formation d'aide de cuisine[1] pour aider à la socialisation et à l'intégration des populations immigrées dans les quartiers ;
- *en collège*, à partir des initiatives de responsables de cuisine qui, grâce au soutien des Conseils Départementaux, sensibilisent les élèves à de nouvelles préparations culinaires, à la consommation des fruits et des légumes, souvent avec le parrainage de chefs étoilés. Mais ces actions restent très souvent limitées à *La semaine du goût*. Il est regrettable que les notions essentielles de la vie quotidienne n'aient pas été incluses dans le projet de Loi sur la Refonte de l'École.

3. L'enseignement agricole

L'enseignement agricole a commencé à se structurer au début du 18ème siècle avec la création de l'Institut Agricole de Roville en 1822 par Mathieu de Dombasle. A la fin du 19ème siècle, l'enseignement des jeunes filles commence à se développer avec la mise en place d'Écoles Ménagères dont les enseignements sont axés sur les travaux de la ferme. Les ouvrages concernant les contenus de formation sont édifiants, mais c'est surtout après la deuxième guerre mondiale que la Loi du 2 août 1918 donne toute sa place à l'Enseignement Ménager Rural qui vise à former les jeunes filles à la fois pour les tâches ménagères et les travaux de la ferme dévolus aux femmes. En province, des Écoles Ménagères

---

[1] Association EPICES (Haut-Rhin)

s'ouvrent et s'adressent aux jeunes filles qui sont destinées à être placées dans les familles comme employées de maison ainsi qu'aux jeunes filles qui ne poursuivent pas leurs études, dans le but de les préparer aux tâches familiales. Ces écoles dépendent pour la plupart du Ministère de l'Agriculture.

Les Lois de 1960 engagent une grande réforme de l'Enseignement Agricole sous l'impulsion de Michel Debré, Premier ministre nommé par le Général De Gaulle et d'Edgard Pisani, ministre de l'agriculture. La parité avec les diplômes et le fonctionnement similaire à celui de l'Éducation Nationale sont les pivots de la Loi. La seule différence sera la mise en place de cours spécifiques aux établissements agricoles : *l'enseignement socio-culturel.* A partir de cette date, l'Enseignement Agricole suit l'évolution des enseignements de l'Éducation Nationale et notamment celle de *Prévention, Santé, Environnement.* Néanmoins, ces dernières années, des établissements du ministère de l'Agriculture se mobilisent, en liaison avec des spécialistes européens, pour questionner les politiques sur l'absence de formation en Économie Domestique, arguant de l'intérêt à la fois d'une formation personnelle, mais aussi de la préparation de futurs professionnels des services à la personne dont le développement est croissant avec le vieillissement de la population européenne. La dernière conférence internationale à Berlin en mai 2012, qui a eu lieu dans le cadre d'un projet Leonardo, a permis de proposer des réflexions et des préconisations sur l'intérêt de ces enseignements. [1] Il est regrettable qu'en France, les actions proposées n'aient pas interpellé les commissions des programmes de l'Éducation nationale.

---

[1] schweriner-bildungswerksttat.de

[2] Meirieu Philippe, Ministère de l'Éducation nationale, Rapport final du comité d'organisation, Lyon, 11 mai 1998, p. 15

4. Rapports et réflexions sur l'Économie Domestique

4.1 Le rapport Mérieu-Dudet [2]

Il s'agit d'une consultation en 1998 sous le ministère Claude Allègre. L'objectif était de laisser l'expression aux élèves, parents et enseignants sur les questions « Quels savoirs enseigner dans les lycées ? Que souhaiteriez-vous apprendre ? »

Les disciplines fondamentales, français, mathématiques, sciences, étaient énoncées en tête, mais des disciplines plus concrètes ont été proposées prenant en compte des activités plus proches de la vie quotidienne : cuisine, secourisme, puériculture, bricolage, philosophie (en sections professionnelles), jusqu'à 37 % de demande de cours de cuisine dans l'académie de Nancy-Metz. Ces propositions ont été rejetées lors de la synthèse de Philippe Mérieu annonçant : « Il faut évidemment comprendre ces demandes en liaison avec l'effritement, voire l'effondrement des structures traditionnelles de socialisation où ces apprentissages étaient effectués (la famille, le tissu social de proximité, les associations, etc.). Il convient, sans aucun doute, de faire droit à ces demandes sans, pour autant, ni dévoyer la fonction de l'école, ni dévitaliser le tissu associatif[1] ».

Il est intéressant de s'interroger sur les motivations des ministres de l'Éducation nationale et des membres des commissions d'élaboration des programmes dans le choix des disciplines à enseigner. De nos jours, dans les enseignements généraux et technologiques, la philosophie est maintenue, mais dans les enseignements professionnels, la philosophie est toujours été absente. Cette catégorie d'élèves n'aurait donc pas besoin de réfléchir aux questions philosophiques ! Les notions de vie quotidienne ne sont assurées que dans les enseignements professionnels bien que chacun sera confronté aux problèmes de la vie quotidienne. Si progressivement des propositions d'actions pouvant intéresser les ministères de l'Agriculture et de l'Éducation nationale sont publiées elles ne semblent pas marquer l'évolution des programmes.

4.2 Le rapport Son Thierry Ly

Quelle finalité pour quelle école ?

---

1 www.entreprises.cci-paris-idf.fr/web/hebergement-d-entreprises/grizz-lab

Publié en septembre 2016, ce rapport portait sur la nécessaire conception et le développement de plateformes pédagogiques innovantes en ligne (*Gryzz-Lab*)[1].
L'école a pour mission de préparer les enfants à leur vie sociale et personnelle et la liste classée par les membres de la commission des propositions concernant les disciplines à développer met en avant l'alimentation et la santé :

- *Sciences et techniques de l'alimentation*
- *Sciences et techniques de la santé*
- *Architecture et construction*
- *Commerce et gestion*
- *Sciences et ingénierie de la production*
- *Culture et communication*
- *Service public et engagement*

Dans la transmission des valeurs de la République recherchée dans ce rapport, il semble évident que l'alimentation et la santé des jeunes générations font aussi à prendre en compte dans l'apprentissage et la compréhension des valeurs d'une société, le respect des règles, l'autonomie, le respect de l'autre, l'esprit critique.

4.3 Le groupe de travail « Transition alimentaire, filières et territoires » de l'Académie de l'Agriculture de France
Les études ont porté sur les relations entre alimentation et santé, impacts et perspectives d'évolution, codes controverses su l'élevage, la consommation alimentaire en France, le prêt à consommer nutritionnel bon pour l'environnement et les générations futures. Publié en octobre 2019, ce rapport préconise de plus une intégration du thème de l'alimentation durable dans les programmes d'enseignement et de formation professionnelle.

4.4 Slow Food[1]
En 2020 des actions, permettant d'assurer une nourriture bonne, propre et juste pour toutes et tous, ont été proposées. L'objectif est que chacun s'empare des propositions d'actions des institutions publiques, privées, des entreprises pour contribuer à développer une nourriture d'excellence pour tous. Les actions d'éducation à l'alimentation et à la

[1] Slow Food : mouvement « éccogastronomique » fondé en 1986 par Carlo Petrini en réponse au fast food

santé, tout au long de la vie, s'avèrent indispensables pour sensibiliser une population et permettre à chacun de mener une réflexion sur ses choix. D'autres problèmes actuels, la défense de la biodiversité et les conséquences du réchauffement climatique, sont autant de secteurs qui doivent être associés aux questions alimentaires.

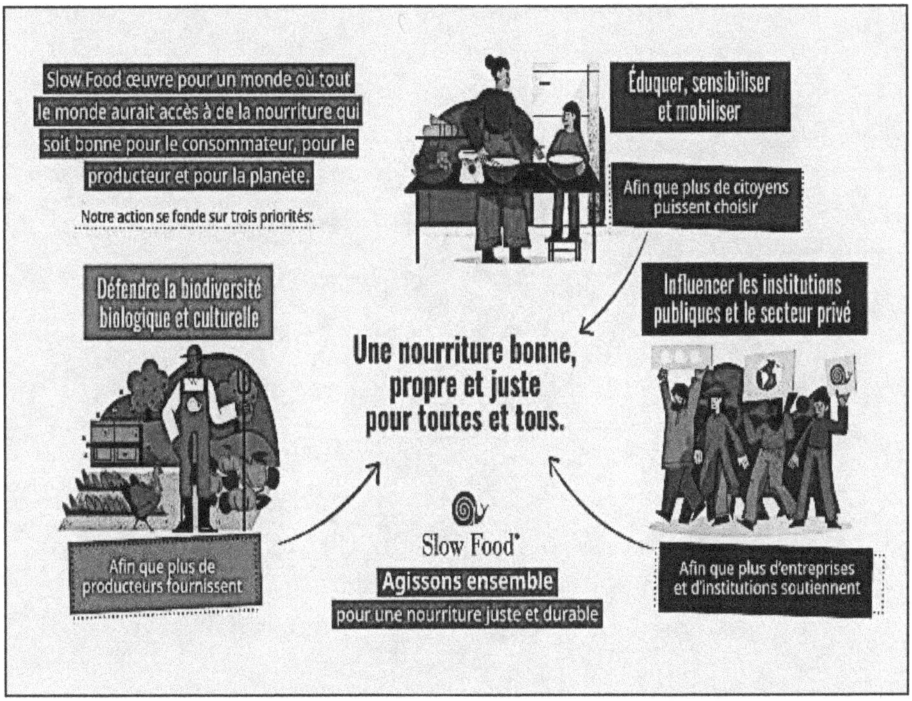

Chapitre 2

Enseignement de l'Économie Domestique

1. Des pays qui ont maintenu l'Économie Domestique dans les programmes scolaires

Selon l'intérêt porté à cet enseignement et les politiques éducatives mises en œuvre, l'approche est fort différente d'un pays à l'autre. Cependant, il est à noter que majoritairement ces formations prennent appui sur les pratiques culinaires. Pour l'Europe, on peut noter que cet enseignement est très structuré au Nord (Suède, Norvège, Allemagne) par opposition au bassin méditerranéen (Espagne, Italie où seul le Nord du pays bénéficie d'un enseignement établi). Dans le monde, les pays comme le Japon ou les États-Unis, l'Afrique Francophone, développent plus largement ces enseignements.

1.1 Asie

Corée du Sud

L'enseignement est intitulé sous les termes *Études familiales* ou *Science de la famille* (*gajeong-gwahak*). Ce sont les missionnaires occidentaux, à la fin du 19ème siècle, qui ont développé ces enseignements dans leurs établissements. Le premier département de niveau collégial de la *Science de la famille* a été créé à Ewha Womans University à Séoul en 1929.

Japon

Le « *Kateika* », les *Arts ménagers* sont maintenus du primaire au lycée et il est obligatoire pour les filles et les garçons. Lorsque les jeunes japonais quittent l'école pour une formation technique, filles ou garçons auront tous eu des cours de « *Sciences du foyer* » jusqu'à la fin du collège. L'objectif du système japonais est de préparer les élèves à une vie d'adulte responsable et autonome. Dès la maternelle les cours d'hygiène et les productions alimentaires sont introduits. Très régulièrement les enfants et l'enseignant confectionnent le goûter qui sera partagé et consommé avec l'ensemble du groupe. Les repas sont aussi assez souvent consommés dans la salle de classe dont l'entretien est quotidiennement assuré par les enfants.

L'enseignement général au Japon est à première vue peu différent du système éducatif français. Après être passé par une extrême centralisation avant la deuxième guerre mondiale, puis une décentralisation, on observe depuis le début des années 80 une évolution originale : l'enseignement est très général, privilégiant peu les matières scientifiques et technologiques, l'enseignement professionnel est assuré auprès des entreprises. Le Japon a mis tout en œuvre pour développer la scolarisation, en équipant les établissements largement de moyens audio-visuels. Une large part est consacrée au sport, au dessin, à la musique. L'Éducation Morale tient une place importante, et des cours « d'éthique » sont donnés dans le secondaire sur des thèmes concernant la vie personnelle et sociale. La différence par rapport à l'enseignement français tient à l'enseignement de l'Économie Domestique tout au long de la scolarité, à partir de thèmes et d'un enseignement pratique, concret, avec fabrication d'objets.

Dans les classes primaires, la formation en Économie Domestique s'effectue au travers de thèmes transversaux : éducation du consommateur, entretien des textiles, fabrication de vêtements, habitat, énergie, puériculture, cuisine. Au cours de la scolarité au collège, qui dure 3 ans, sont abordés l'alimentation, la technologie, les textiles, l'étude des matériaux, l'énergie. L'environnement est traité en cours de sciences et de géographie. En lycée, l'Économie Domestique est obligatoire à raison de deux heures par semaine et aborde la gestion, le rôle des différents membres de la famille, la fabrication de vêtements, l'habitat, l'entretien des locaux, la puériculture, l'alimentation et la cuisine. L'Économie Domestique fait partie des 85 unités à acquérir pour se voir délivrer le Certificat de Fin d'Études Secondaires.

Les comportements quotidiens sont également enseignés au travers de tâches qui font obligatoirement partie de la formation : les élèves assurent eux-mêmes le nettoyage de leur établissement, le service des repas ; des exercices de prévention et de sécurité sont régulièrement effectués (incendie, séisme...) ; des équipes interclasses assurent la coordination, les plus âgés encadrant les plus jeunes.

1.2 Amérique

États-Unis

Les élèves s'inscrivent volontairement aux cours d'Économie Domestique. La scolarité des élèves se déroule de l'âge de 4 ou 5 ans jusqu'à 17 ou 18 ans. Le parcours est le même pour tous les élèves, car il n'y a pratiquement pas de sélection avant 18 ans. Deux disciplines sont considérées fondamentales : l'anglais et l'histoire américaine. Chaque État assure sa politique éducative de manière autonome pour toute formation à partir des conseils nationaux : « Avoir le souci de l'hygiène, maîtriser des opérations intellectuelles de base, participer à la vie familiale, aptitude à choisir un métier, civisme, faculté d'utiliser convenablement le temps de loisir, développer le sens des valeurs morales ». Le système américain est basé sur la gestion de la performance de deux objectifs jugés fondamentaux dans le cursus scolaire et qui sont évalués régulièrement à partir « d'indicateurs précis :

- *aider tous les élèves à atteindre un niveau élevé* pour qu'ils soient préparés à une citoyenneté responsable, à un apprentissage tout au long de la vie et à un emploi productif ;
- *fournir des fondations solides* pour l'accès au savoir pour tous. »

Les enseignements pratiques, dans l'objectif de former des citoyens et des consommateurs avertis, complètent les enseignements traditionnels. L'Économie Domestique (Home Economics) fait partie des disciplines proposées systématiquement aux élèves. L'absence de coefficients lors des examens terminaux évite une hiérarchie des matières.

Canada

La province du **Québec** a longtemps été défenseur de l'Économie Domestique avec une dominante pratique, notamment la cuisine : « Préparation de mets simples et nutritifs – Mise en pratique des modes de présentation et de consommation des mets ». La réforme de 2006 a supprimé l'Économie Domestique des programmes au profit des langues, de l'anglais, et des arts. Dès 2007, le besoin d'une éducation dans le domaine de l'alimentation est ressenti par les élèves, les parents, les professeurs. La démarche, mise en œuvre par le ministère de la santé et le ministère de l'éducation, du sport et du loisir, prévoit un enseignement transversal à toutes les disciplines du primaire au secondaire qui a trait aux problèmes de la vie courante, sans toutefois revenir aux applications pratiques qui s'intégraient auparavant dans la discipline Économie Domestique. La publication du « *Guide alimentaire canadien* » ne semble cependant pas résoudre tous les problèmes et notamment la formation scientifique et sociologique des professeurs. La manipulation, l'expérimentation du goût restent basées sur le volontariat de l'établissement. La fondation Canadienne pour l'Économie Domestique soutien par des subventions le programme spécial ayant pour objectifs de « participer au soulagement de la pauvreté infantile au Canada ; développer l'aptitude à la gestion de la vie quotidienne par le maintien et le renforcement des programmes d'économie et d'études familiales dans les écoles canadiennes. »

En 2003 le projet de construction en Ontario d'une école allant de la maternelle à la fin de la scolarité primaire permet de noter qu'à côté des salles informatiques, de sciences, d'enseignement général, *« les laboratoires d'économie domestique »* sont présents. Si les différents partenaires de l'école sont favorables à un enseignement indispensable pour préserver la santé, les modalités pour y parvenir ne semblent cependant pas toujours satisfaisantes. L'avantage de l'Économie Domestique, qui a très vite été ressenti, était de synthétiser par un référent les connaissances multiples acquises dans différentes disciplines. S'il est difficile pour un adulte d'assurer cette synthèse, c'est encore plus vrai pour un enfant et un adolescent, car il ne semble pas que ce soit une compétence spontanée de l'élève. Les réflexions sur ces enseignements sont toujours en cours.

1.3 Europe

Royaume-Uni

Si l'Économie Domestique était une formation proposée aux élèves du secondaire, elle a depuis été remplacée par le cours *« Food and Nutrition »* qui se concentre sur l'aspect nutritionnel de la nourriture.

Écosse

L'Économie Domestique a été remplacée par « *L'hospitalité* » : les activités pratiques de cuisine sont appliquées aux niveaux 3, 4 et 5 et la santé et la technologie alimentaire aux niveaux supérieurs.

Irlande

L'enseignement de l'Économie Domestique s'adresse aux filles et aux garçons. Les contenus abordent l'alimentation, les textiles et le vêtement, l'équipement de la maison. L'hygiène et la sécurité y tiennent une place importante. Les travaux pratiques font partie intégrante de la formation.

Suède

Au sein du système éducatif la construction de l'identité de l'élève est la priorité. Une grande part d'expression et de discussion avec les adultes ou ses pairs est laissée aux élèves. Ajoutées aux disciplines scolaires « classiques », les élèves ont des cours pratiques comme le travail du bois, du bricolage, la couture ou la cuisine. La parité y est respectée, et les filles et les garçons sont amenés à faire de la cuisine, de la couture, du bricolage sans distinction. Les propositions et les créations par les élèves sont stimulées par les enseignants leur permettant de créer selon leurs choix et leurs envies.

Norvège

Proche des positions éducatives de la Suède, l'enseignement de l'Économie Domestique est orienté vers les activités alimentaires pratiques et l'hygiène. L'objectif est de permettre aux élèves de devenir des adultes responsables, capables de bien se nourrir et de préserver leur santé à partir d'une formation de citoyens dans une « société égalitaire ». Cet enseignement est diffusé aux filles et aux garçons tout au long de leur scolarité.

Finlande

L'Économie Domestique, est une véritable *« école de vie »* qui est obligatoire pour tous les élèves filles et garçons avec une réelle conscience de l'égalité entre les hommes et les femmes. La politique éducative a depuis longtemps mis l'élève au centre du système éducatif de manière effective. Les aptitudes, la curiosité, mais aussi l'habileté manuelle sont largement valorisées dès le début du cursus scolaire. Les matières enseignées à l'école primaire sont la langue maternelle et la littérature, les langues étrangères, les sciences de l'environnement, l'éducation civique, la religion en alternance avec la morale, l'histoire, la sociologie, les mathématiques, la physique-chimie, la biologie, la géographie, la gymnastique, la musique, les arts graphiques, les travaux manuels et l'Économie Domestique. Cette dernière fait partie du tronc commun dès le collège avec des activités pratiques. En lycée, c'est un enseignement plus spécifique d'Économie Domestique qui est proposé aux élèves développant largement leurs aptitudes à la participation. Le système scolaire finlandais applique la *philosophie de la tâche* : les élèves apprennent à s'acquitter d'un objectif pour lequel les outils nécessaires leur ont été fournis. Il n'y a pas de hiérarchie disciplinaire et toutes les matières ont la même importance. D'autre part, chaque enseignant est libre du choix du manuel et de la méthode à suivre pour atteindre les objectifs visés communs.

Le projet pédagogique de l'école a pour but l'apprentissage du travail. Dès le début de leur scolarisation les élèves participent au fonctionnement et à l'entretien de l'établissement : arrosage des plantes, tenue de la bibliothèque, collecte des papiers, entretien de la salle de classe, de la cour, aide à la cuisine, prise en charge de leurs camarades handicapés… L'apprentissage du travail est placé sous la responsabilité de tous les adultes de l'école : agents d'entretien et de cuisine, personnels administratifs, professeurs. La Direction Nationale de l'Enseignement insiste sur le socioconstructivisme : « apprendre à apprendre pour que l'élève construise son savoir-faire et ses connaissances à son propre rythme ». Si les fondamentaux sont définis, c'est l'élève qui définit le moment de les acquérir. Le professeur devient un guide, sans être la seule source des connaissances. La télévision, les journaux, internet, la famille, les voyages…, pris en compte par les professeurs, sont autant de sources enrichissant les savoirs, savoir-faire et savoir-être.

Danemark

Les enseignements obligatoires sont répartis en disciplines

- *Sciences Humaines* : danois, anglais, études chrétiennes, histoire, sciences sociales ;
- *Scientifiques* : mathématiques, sciences naturelles, géographie, biologie, physique, chimie ;
- *Pratiques et créatives* : économie, éducation physique, musique, arts visuels, couture, cuisine, travaux manuels, sécurité routière, l'hygiène, éducation sexuelle, vie de famille, orientation professionnelle.

Les objectifs de l'enseignement s'appuient sur l'éducation en général, mais aussi sur le développement de la personnalité des élèves. L'école primaire et secondaire danoise est régie par « la Loi sur l'enseignement avec des objectifs

1. L'école primaire et secondaire premier cycle, en collaboration avec les parents, procure aux élèves les connaissances et le savoir nécessaires pour les préparer à des études supérieures, les inciter à enrichir leurs connaissances, les familiariser avec la culture et l'histoire du Danemark, leur faire connaître les autres pays et comprendre leurs cultures, leur faire prendre conscience de l'influence de l'homme sur la nature et enfin leur assurer un développement complet.
2. L'école primaire et secondaire premier cycle doit développer des méthodes de travail et créer un cadre permettant aux élèves de vivre des expériences, susciter leur intérêt et encourager leur approche du réel en développant l'imagination et la confiance en soi pour agir et prendre position.
3. L'école primaire et secondaire premier cycle prépare les jeunes à la participation, à la gestion de responsabilités communes, des droits et devoirs dans une société démocratique libre. Les activités

scolaires doivent donc laisser prévaloir la liberté intellectuelle, l'égalité et la démocratie. »

Le système d'éducation danois est basé sur le principe d'une école non sélective, ce qui signifie que les mêmes enfants forment la même classe pendant toute leur scolarité. Le prolongement de la scolarité obligatoire, l'éducation tout au long de la vie font partie des traditions danoises basées sur le principe qu'une population bien informée est une condition préalable pour le bon fonctionnement d'une société. L'enseignement de l'Économie Domestique, qui y contribue, est présent tout au long de la scolarité. Cet enseignement est mixte. Les filles et les garçons, sans distinction, apprennent à coudre, faire la cuisine et utiliser des outils. Au moins deux fois par an, les élèves sont notés dans les matières pour lesquelles ils ont passé des tests. La couture, les travaux manuels et l'enseignement ménager y figurent au même titre que les disciplines académiques.

Pays-Bas

Le fonctionnement est similaire à celui du Danemark. L'Économie Domestique est assurée tout au long de la scolarité jusqu'au baccalauréat.

Allemagne

Les écoles d'Économie Domestique furent créées à l'initiative de femmes convaincues de l'importance de la cause ménagère. Elles ont très souvent financé elles-mêmes les établissements et assuré la formation des élèves. Actuellement, la formation au domicile privé est toujours en vigueur auprès de Maîtresses de Maison diplômées. Lina Morgenstern ouvrit en 1869 à Berlin la première académie berlinoise pour le « perfectionnement scientifique » de la femme. Elle créa ensuite le *Berliner Hausfrauverein*, association chargée du placement pour les domestiques et les élèves des écoles hôtelières.[1]

A l'université, différents aspects de l'Économie Domestique sont assurés jusqu'au doctorat : Sciences nutritionnelles et Économie domestique, Ménage, Services domestiques, Sciences du travail, Sciences de la famille, Facility Management, Service Management, Technologie des ménages. Les élèves du secondaire bénéficient d'un enseignement d'Économie Domestique inclus dans les programmes et assuré par des professeurs spécialisés. Dès l'école maternelle, les enfants assurent ensemble des activités et des ateliers d'ouverture, notamment de cuisine, proposés aux élèves tout au long de leur

[1] Heller G., Propre en ordre - Lausanne : Editions d'En Bas, 1979.

scolarité. La formation des professionnels de l'Économie Domestique est structurée et assurée par le « Berufsbildungsgesetz »[1].

Suisse

La maîtresse ou le maître d'Économie Familiale dispense un enseignement ménager à des filles et des garçons durant les dernières années de la scolarité obligatoire. Très prioritairement orientés sur la pratique et l'enseignement théorique appliqué, les cours développent le bon sens et le jugement des élèves à partir de la transmission de connaissances techniques nécessaires à la gestion d'un ménage avec pour objectif le bien-être de chacun. L'Économie Domestique a longtemps été considérée comme une discipline d'avant-garde revendiquée dès la fin du XIXème siècle par les associations féminines. Une société d'utilité publique du canton de Vaud déclarait : « A vrai dire, et sans la moindre mégalomanie, la science du ménage, comprise dans son acceptation la plus large et au sens le plus élevé du mot, est à la base des sociétés, instrument de mieux être, outil d'hygiène, agent de concorde et de moralité. Tant vaut la femme, tant vaut la famille et la société ». Un Enseignement Ménager obligatoire est alors institué pour les jeunes filles. Moins d'un siècle plus tard, cette discipline est proposée aux garçons. Fribourg a été le premier canton à diffuser cet enseignement. Il est encore moteur actuellement dans la diffusion de l'Économie Domestique dans le cursus scolaire. Sans toutefois supprimer cet enseignement, l'autonomie des vingt-quatre Cantons suisses qui définissent les contenus disciplinaires, a quelque peu modifié les pratiques, tout en maintenant l'Économie Domestique et les travaux manuels dans toutes les filières du second degré. Aujourd'hui, les élèves du secondaire, premier cycle, suivent les cours d'Économie Domestique en général en 8ème ou en 9ème année, pendant un ou deux ans à raison de 3 à 4 heures par semaine. Leur fréquentation est obligatoire dans les cantons de Fribourg, du Valais, de Berne, du Jura et de Neuchâtel. Dans le canton de Vaud, les élèves choisissent, en début d'année de la 7ème à la 9ème, entre l'Économie Domestique et les activités créatrices sur textiles (ACT) ou les activités manuelles (AM). Genève et Zurich ont diminué notablement les heures d'enseignement de l'Économie Domestique au profit des langues étrangères. Dans le secondaire les politiques éducatives des cantons suisses visent à favoriser le développement et l'épanouissement personnel des élèves en renforçant le sens des responsabilités individuelles et le sens social, en

---

[1] Berufsbildungsgesetz, Loi sur la Formation professionnelle

préparant les élèves à leur vie d'adulte et à l'apprentissage tout au long de leur vie. L'enseignement de l'Économie Domestique prend tout son sens dans ce contexte.

Tous les ans, depuis 1982, la ***Fédération Internationale de l'Économie Familiale*** célèbre une journée destinée à « sensibiliser la société et démontrer que l'Économie Familiale inclut davantage que l'entretien de la maison et la cuisine ». En effet, les connaissances et les savoir-faire en Économie Familiale constituent la base de la vie quotidienne.

1.4 Afrique Francophone

Malgré l'importance qui leur est attribuée, les enseignements d'Économie Domestique sont en grande difficulté alors qu'ils étaient très développés au moment de la colonisation et qu'ils continuent d'être présents dans les programmes nationaux. Les moyens pour leur mise en œuvre, principalement auprès des jeunes filles, provenaient essentiellement des communautés religieuses et des associations. Marie Louise Nwafo Wandji[1] résume bien les préoccupations actuelles « la pauvreté ambiante ne nous donne pas toujours la disponibilité d'esprit et le temps pour songer à autre chose qu'aux activités de survie[2] ». L'évolution socio-économique de ces dernières années a engendré une telle pauvreté que, faute de moyens, l'enseignement de l'Économie Domestique ne peut être diffusé dans de bonnes conditions, malgré la demande pressante des populations. Du fait de la difficulté à renouveler les équipements, les cours dispensés sont en majorité théoriques. Les jeunes filles et les femmes en particulier, ont un grand besoin d'éducation dans ce domaine qui contribue très largement à développer leur autonomie et leur indépendance. Lorsque l'enseignement est dispensé, il reste très traditionnel dans ses contenus et a pour objectif de former des femmes citoyennes et de futures mères en développant des capacités d'ordre et de méthode au travers de quatre secteurs : cuisine-nutrition, puériculture-hygiène, coupe-couture, économie domestique.

---

[1] Home Economics Department Kenyata Université Nairobi.

[2]www.agridea.ch

2. Les apports de l'Économie Domestique dans la formation scolaire

Comment interpréter, d'une part, l'engouement actuel du public pour les émissions télévisées et les revues spécialisées sur les pratiques alimentaires, les cours privés ou associatifs de cuisine qui se développent et s'apprécient, et, d'autre part, la suppression dans les programmes de l'enseignement concernant l'Économie Domestique ?

Les contenus d'enseignement et les objectifs de l'Économie Domestique sont liés aux préoccupations des familles et de la société. Cette formation inclut la vie domestique, la vie professionnelle, les problèmes essentiels de la société actuelle que sont l'alimentation, la santé, l'hygiène mais aussi l'économie. De ce fait, pour assurer une formation adaptée, ces enseignements doivent suivre l'évolution de la société. Si de multiples acteurs contribuent à la formation d'un jeune dans ce domaine (familles, politiques, associations), comment l'école peut-elle y contribuer ? Si quelques questions, telles que l'alcoolisme, le tabagisme, l'environnement, l'alimentation, sont diluées dans diverses disciplines, essentiellement les matières scientifiques, les enseignements pratiques de la cuisine et de l'alimentation sont totalement absents en tant que disciplines structurées dans les programmes français. Les pratiques et les traditions alimentaires, qui font intégralement partie de la culture et des valeurs de chaque individu, ont une incidence à la fois sur l'économie de la famille, sur la santé et le bien-être de chacun. Dans ce contexte, la préparation des repas et l'information nutritionnelle apparaissent donc prioritaires dans les choix de formation. L'enseignement scolaire doit permettre à des enfants, des adolescents, des jeunes de construire leur personnalité et d'édifier leur propre système de valeurs. Il devient donc indispensable qu'une réflexion sur leur future vie professionnelle mais aussi sociale et familiale, soit assurée dans le respect de chacun et de ses convictions. L'enseignement de la cuisine et de la nutrition, largement développé dans les pays du Nord de l'Europe, l'Asie et l'Afrique, mérite de faire partie des formations de l'enseignement français.

On ne peut que plébisciter l'intérêt de l'Économie Domestique tel que le valorise ***l'Institut Français de l'Éducation dès 2005*** et souhaiter qu'il soit entendu et compris lors de la réflexion sur les contenus des programmes scolaires. Les notions de l'Économie Domestique, associées aux arts et aux sciences, mettent nettement en évidence l'importance de l'hygiène. « L'Économie Domestique partage avec l'hygiène et la médecine le privilège d'être considérée à la fois comme une science et comme un art. L'étendue des connaissances qu'elles exigent, l'élévation des fins qu'elles proposent, leur participation au bonheur de l'humanité tendent, en effet, à les promouvoir au rang de sciences. En fait, ce sont des arts, et plusieurs sciences sont nécessaires pour établir les principes fondamentaux de chacun d'eux. Pour réaliser l'organisation du foyer, ou la conservation de la santé, ou la guérison des maladies, il faut la contribution des sciences mathématiques, physiques, chimiques, naturelles. L'Économie Domestique requiert aussi le concours d'autres arts, son programme d'enseignement voisine sur plus d'un point celui de l'hygiène ; la place faite à l'art culinaire dans ces mêmes programmes accentue encore le caractère technique de l'Économie Domestique, de même que l'adjonction de travaux manuels ». Partant de cette description l'objectif d'une formation ne doit pas être une modification radicale des pratiques, mais plutôt une meilleure connaissance des conditions d'équilibre qui peut s'accommoder de formes très différentes permettant de faire évoluer les habitudes de chacun.

2.1. Les facteurs susceptibles d'engendrer un changement des pratiques

Ils sont généralement liés :

- *Aux problèmes de santé : obésité, diabète... ;*
- *À la cohérence de l'enseignement* : le professeur est soumis à son propre habitus et il n'y a pas toujours concordance entre son comportement et ce qu'il pense *devoir faire passer.* Il apparaît donc extrêmement important, avant toute intervention, que le professeur mène une réflexion sur ses propres perceptions, qu'il référencie les représentations des élèves (leur information, leur système de référence) pour les aider à prendre conscience de leur propre habitus ;
- *Au fait que tout individu subit des influences.* D'après les travaux de *Pierre Bourdieu* [1], la valeur symbolique de l'aliment est conditionnée par un certain nombre de facteurs : milieu socioculturel, travail ou non de la mère de famille, origine géographique…

[1] Pierre Bourdieu (1930-2002), Le sens pratique – La distinction

Les directives nationales du PNNS (Programme National Nutrition Santé), diffusé largement dans les médias sous forme de slogans et d'injonctions, sont trop souvent sans lien avec l'ensemble des pratiques alimentaires. La publicité prend appui sur les directives du PNNS et le matraquage (radio, télévision, affiches…) a un impact non négligeable sur les modifications dans l'acte d'achat des produits. Pour certains enseignants l'absence de formation scientifique solide se traduit le plus souvent par la transmission de ses propres représentations glanées çà et là dans les médias et les publicités tapageuses de l'agro-alimentaire. Comment éduquer nos jeunes et développer les compétences nécessaires pour leur permettre d'être critiques envers l'ensemble des propositions alimentaires, locales, du monde, industrielles, biologiques ? Certes, c'est la famille qui éduquera d'abord l'enfant avec l'intégration de son environnement culturel, religieux, la publicité… Mais l'absence de formation préalable à base scientifique des jeunes ne pourra pas permettre une réflexion approfondie.

2.2 C'est lors des activités pratiques et autour de la table que chacun apprend les valeurs d'une société

C'est dans ce contexte que l'apprenant développe des compétences essentielles

- *choisir les produits,* c'est comparer, exercer son esprit critique, mais aussi participer au développement durable en évitant, par exemple, de consommer les espèces menacées ;
- *découvrir, connaître et apprendre à consommer les produits locaux,* c'est participer à la démarche du développement durable et découvrir son environnement ;
- *consommer des produits nouveaux,* provenant de pays lointains, c'est découvrir le monde au travers d'une géographie de la gastronomie originale et concrète ;
- *préparer un plat requiert de respecter des protocoles*, des recettes, sans lesquels le résultat n'est pas celui attendu, mais aussi la possibilité de vérifier immédiatement le respect des règles ;
- *réaliser des préparations ensemble, c'est travailler en équipe* et développer progressivement l'autonomie de chacun des participants, accepter la complémentarité pour parvenir au projet commun ;
- *partager un repas préparé ensemble*, c'est découvrir de nouvelles sensations, mais aussi partager avec les autres ses perceptions, échanger dans le respect des conceptions de chacun ;
- *étudier les besoins du corps humain*, élaborer les bases d'une

alimentation rationnelle, réfléchir sur les comportements alimentaires à risques contribuent à préserver son capital santé.

La cuisine et l'alimentation mériteraient de faire prioritairement partie des disciplines des programmes français. Les élèves en difficulté, les décrocheurs, peuvent aussi autour des activités pratiques retrouver la confiance en eux et le goût de l'effort. Les activités pratiques de cuisine notamment redonnent du sens aux apprentissages, l'envie d'apprendre pour réussir la préparation qui sera élaborée, partagée et mangée à l'image d'une récompense. Les ateliers de cuisine de collèges, réservés aux seules Sections d'Enseignement Général et Professionnel Adapté (SEGPA) des collèges, ont largement démontré la re-motivation des élèves en échec scolaire.

Chapitre 3

Les orientations alimentaires

1. Les modes alimentaires

Selon un sondage réalisé pour Terra Eco en 2016, près de 3% de la population auraient adopté un régime 100% végétarien et les Français sont de plus en plus nombreux à renoncer à la viande pour adopter un régime spécifique. Les raisons invoquées sont :

- *la volonté de limiter l'impact sur l'environnement* surtout climatique ;
- *l'impact sur la santé,* diffusé par les informations scientifiques et la publicité ;
- *sur le plan éthique*, le refus de tuer et manger des animaux ;
- *le coût de la viande* pour certaines populations plus précaires.

Il est indéniable que l'enfance est à l'origine du développement du goût et des orientations alimentaires. Selon l'alimentation de la mère, le liquide amniotique, le lait maternel ont un goût différent que perçoivent le fœtus et le bébé. L'alimentation de la mère sera à l'origine des repères sensoriels de l'enfant qui, progressivement, créera ses propres habitudes alimentaires. Si les saveurs, le goût pour un aliment ou son dégoût, sont en premier lieu appris par l'éducation au sein de la famille, tout ne se joue pas dans la toute petite enfance. La diversité de l'alimentation proposée, à l'extérieur de la famille, à la cantine scolaire, au restaurant d'entreprise, au restaurant commercial, permettra de développer une curiosité tout au long de la vie et modifiera les goûts. Par ailleurs la grande disparité des modes alimentaires, longuement présentée dans les médias, amène certaines personnes à rechercher une identité propre, afficher ses convictions, s'éloigner des traditions familiales…

1.1 Quelques modes alimentaires actuels

Végétarien

Ce mode alimentaire est promu de longue date particulièrement chez les philosophes qui, dans leurs écrits, ont valorisé « la diète végétale » et le respect de l'animal « nous, civilisés, nous qui vivons sur une terre cultivée, riche, abondante, nous n'avons aucune raison de tuer pour manger » Plutarque. Le régime végétarien exclut la consommation de produits animaux (viandes, poissons, fruits de mer, insectes). Cependant pour la plupart des végétariens des produits issus des animaux sont consommés.

- *Ovo-lacto-végétarien*

Ce régime exclut toute chair animale mais admet la consommation d'aliments d'origine animale, œufs, fromage, laitages, miel…

- *Lacto-végétarien*

Le régime exclut toute consommation de viande et d'œufs. Le miel, auxquels se rajoutent les légumes, les fruits, les céréales sont consommées, ce qui permet un apport de vitamines B12 et d'acides aminés.

- *Ovo-végétarien*

Les œufs sont consommés, mais l'absence de produits laitiers demande l'apport régulier de compléments alimentaires (calcium, fer, vitamine D).

- *Semi-végétarien*

Seules les viandes rouges sont supprimées. Avec une alimentation équilibrée, ce régime ne devrait pas engendrer de carences.

Végétalien

Comme les végétariens, les végétaliens ne consomment aucun produit animal mais ils excluent également les produits d'origine animale. Seuls les légumes, fruits, céréales, graines sont consommés. Ce mode alimentaire est plus contraignant et les végétaliens doivent impérativement consommer des compléments alimentaires notamment les vitamines B12, le fer et le calcium.

Frugivore

Les adeptes de ce mode alimentaire mangent prioritairement cru les produits de la cueillette (fruits, baies, graines) mais pas la plante. Il part du principe que la cuisson élimine la majorité des nutriments présents dans les aliments.

Véganisme

C'est toute une philosophie de vie, que défendent les personnes qui optent pour ce régime, qui va au-delà de l'alimentation puisqu'ils refusent tout élément ayant été prélevé chez un animal, composants de produits de beauté, chaussures, vêtements fabriqués à partir de cuir et fourrure animales… Les végans refusent l'exploitation des animaux et excluent la consommation de tout produit d'origine animale. De nombreux compléments alimentaires et des conseils en nutrition s'avèrent indispensables pour éviter les carences.

Pescetarien

Ce mode alimentaire exclut seulement les viandes mais permet de consommer du poisson et des fruits de mer, des produits d'origine animale (œufs, lait). Cette alimentation ne présente pas de carences particulières.

Flexitarien

Ce mode alimentaire adopte majoritairement le mode végétarien tout en introduisant la consommation de produits d'origine animale de temps en temps. Introduit au début des années 2000, ce régime semble s'ouvrir vers une alimentation plus raisonnée et moins dogmatique qui préserve les équilibres nutritionnels.

Locavore

Ce mode alimentaire prend sa source dans le souhait de limiter l'impact sur l'environnement, le soutien au monde agricole et le respect de la saisonnalité des produits en ne consommant que des productions locales à moins de 200 km de chez eux. Certains industriels ont une charte favorisant les producteurs locaux. Chez LU, « la Charte Harmony, soutien un ensemble de bonnes pratiques agricoles pour promouvoir une culture du blé plus respectueuse de l'environnement et de la biodiversité locale ».

Crudivore

La crainte du crudivore est que la cuisson ne détruise les constituants alimentaires de la composition originale du produit (vitamines, oligo-éléments). Tout est consommé sans cuisson que ce soient des végétaux, des viandes ou du poisson mais après des préparations culinaires (carpaccios, tartares, salades, produit râpé…). Parmi eux, certains sont crudi-végétariens, crudi-végétaliens ou crudi-carnivores. Les crudivores pratiquent une instinctonutrition en supprimant tout adjuvant ou assaisonnements dans leurs préparations. La vigilance est indispensable pour éviter des problèmes de carences, d'anémie, de dégradation l'état de santé.

Paléolithique

Ce mode alimentaire préconise une alimentation proche de la première qui aurait été pratiquée dans la préhistoire et correspondrait aux seuls besoins vitaux de l'organisme humain. Le paléolithique refuse tous les produits industriels transformés que ce soit des aliments ou des boissons. Le lait n'est pas consommé. Il privilégie les aliments issus de la cueillette, de la pêche, de la chasse…

Macrobiotique

Ce mode alimentaire, inspiré du Japon, essaie de maintenir l'adepte en bonne santé par référence à l'équilibre entre le yin (saveurs sucrées et acides, aliments végétaux de couleurs verte, bleue) et le yang (produits animaux, céréales, végétaux de couleurs jaune, orange, rouge). Il n'y a pas d'interdit particulier, la devise étant de « ni se priver, ni manger en excès ».

1.2 Deux tendances : le sans gluten et le sans lactose

Il faut distinguer les personnes allergiques au gluten ou au lactose des personnes intolérantes et des personnes qui ont fait le choix de les supprimer dans le but d'une alimentation qu'ils pensent meilleure pour leur santé. Il est important de consulter un médecin pour déterminer si la personne est allergique ou intolérante. On observe cependant que des personnes ayant des problèmes digestifs (ballonnement, diarrhées…) vont mieux en supprimant le gluten de leur alimentation.

1.3 De nouvelles orientations

Le Snacking

Arrivé des États-Unis, c'est un mode de consommation qui devient tendance en France avec le développement de la restauration rapide. Ce sont des sandwichs, des hot-dog, des plats préparés consommés dans des lieux extérieurs à la restauration, dans la rue, les parcs, les transports mais aussi chez soi grâce à la livraison à domicile. Les produits peuvent être traditionnels ou industriels.

L'ingrédience

Ce mode de consommation est la recherche des produits les plus sains, les plus goûteux, quel que soit leur prix. Il est pratiqué par une partie nantie de la population des pays occidentaux. Le consommateur s'interroge sur la qualité, l'origine, les transformations, les compositions des produits qu'il souhaite acheter. Il veut se procurer les aliments les plus sains et les plus respectueux de l'environnement.

1.4 Risques nutritionnels liés à certains modes alimentaires

De nombreuses études scientifiques démontrent l'importance de carences des éléments essentiels pour la croissance et le fonctionnement de l'organisme lors de l'insuffisance d'apport de certaines protéines dont les acides aminés essentiels, de calcium, de fer, de zinc, de sélénium, de vitamines B12 et D, de lipides et d'acides gras essentiels…

	Sans viande	*Ovo-lacto-végétarien*	*Lacto-végétarien*	*Ovo-végétarien*	*Végétalien Vegan*
Protéines	*Non*	*Non*	*Non*	*Non*	*Possible*
Calcium	*Non*	*Non*	*Non*	***Oui***	***Oui***
Vitamine D	*Non*	*Plutôt non*	*Plutôt non*	***Oui***	***Oui***
Fer	*Non*	*Fer bas mais suffisant*	*Fer bas mais suffisant*	*Fer bas mais suffisant*	***Oui***
Vitamine B12	*Non*	*Non*	*Non*	*Non*	***Oui***
Sélénium	*Non*	*Plutôt non*	*Plutôt non*	*Plutôt non*	***Oui***

Béatrice Dalle – Diététicienne - Service Nutrition & Activité Physique
Institut Pasteur de Lille

Les conséquences pour les enfants de certains régimes trop restrictifs peuvent devenir dangereuses. Les protéines végétales notamment n'ont pas les mêmes qualités que les protéines d'origine animale et le développement de l'enfant peut en être affecté. Le conseil d'un nutritionniste devrait être pris en compte avant la mise en place des régimes les plus restrictifs. « Le comportement le plus problématique pour les enfants est le véganisme. Cette pratique semble paradoxale en ce sens qu'elle se revendique d'une certaine écologie, alors même que la santé de ceux qui la pratiquent nécessite une supplémentation nutritionnelle fournie par l'industrie pharmaceutique ou *via* des aliments industriels fortifiés en vitamines et autres minéraux. » Laetitia Vergniac *(Le Quotidien du médecin 12.2021)*

2. Exemples de guides alimentaires

Chaque pays se préoccupe de la santé de ses habitants et les propositions sont nombreuses pour conseiller en matière d'alimentation. Des guides alimentaires sont diffusés auprès des consommateurs par l'intermédiaire des médecins, des établissements scolaires, des différents médias.

Canada

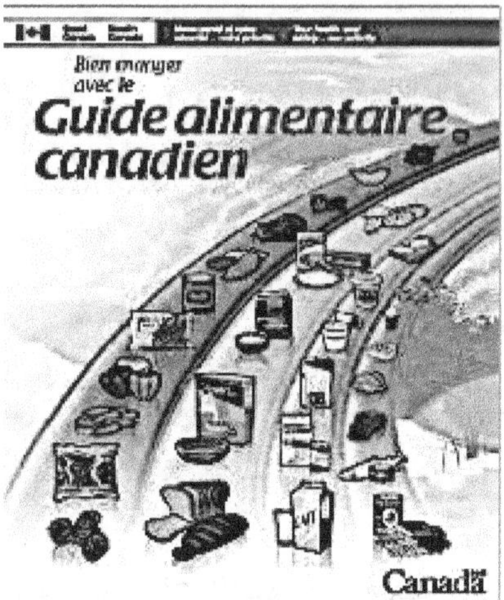

Le but est de permettre aux entreprises bio-alimentaires d'améliorer la qualité nutritive des aliments transformés offerts aux consommateurs.

États-Unis

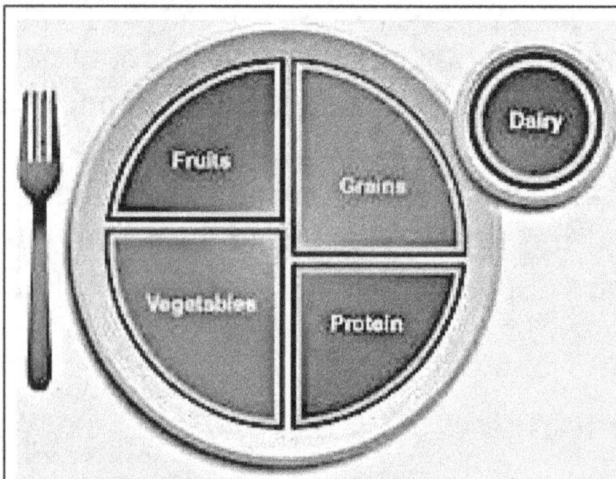

L'assiette est présentée de manière à montrer la proportion relative que chaque groupe alimentaire devrait occuper dans l'assiette des consommateurs.

Japon

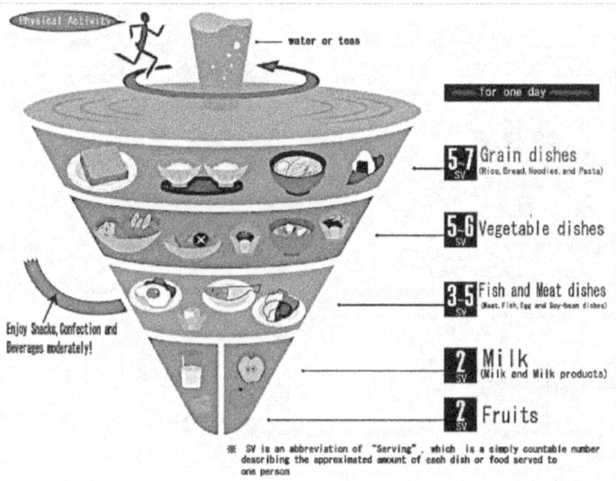	Les produits céréaliers (riz, pain, pâtes) doivent constituer l'essentiel du régime alimentaire. L'activité physique et l'hydratation sont soulignées dans le guide.

Brésil

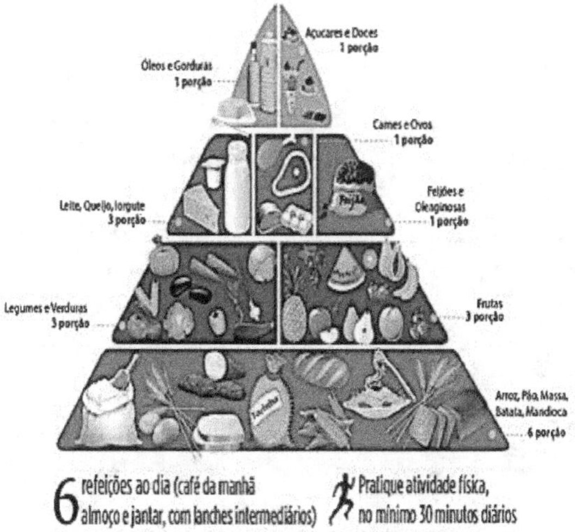	Les aliments naturels ou peu transformés doivent constituer la base de l'alimentation. Il recommande de limiter les huiles, les gras, le sel et le sucre, d'apprendre à cuisiner et de planifier ses repas. Une mise en garde est faite contre le marketing et la publicité faisant référence à une mauvaise alimentation.

Bénin

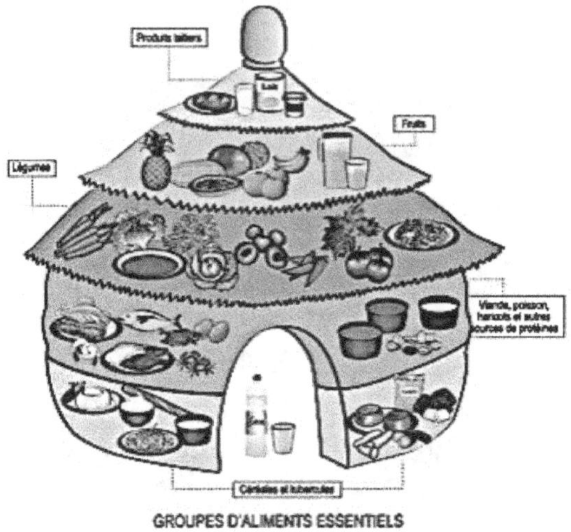	Le guide recommande de limiter les huiles, les gras, le sel et le sucre. Il insiste sur l'apprentissage de la cuisine, de la planification des repas et sur les risques d'une mauvaise alimentation en suivant la publicité et les propositions marketing.

Suisse

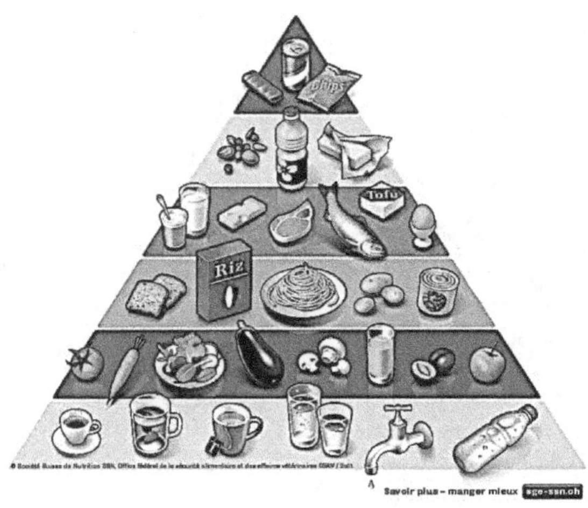	Le guide affiche un objectif 2017-2024 pour assurer une alimentation saine pour tous. Les enquêtes indiquent que les Suisses mangent très déséquilibré notamment avec une consommation de sucre et de viande trop importante.

Grande Bretagne

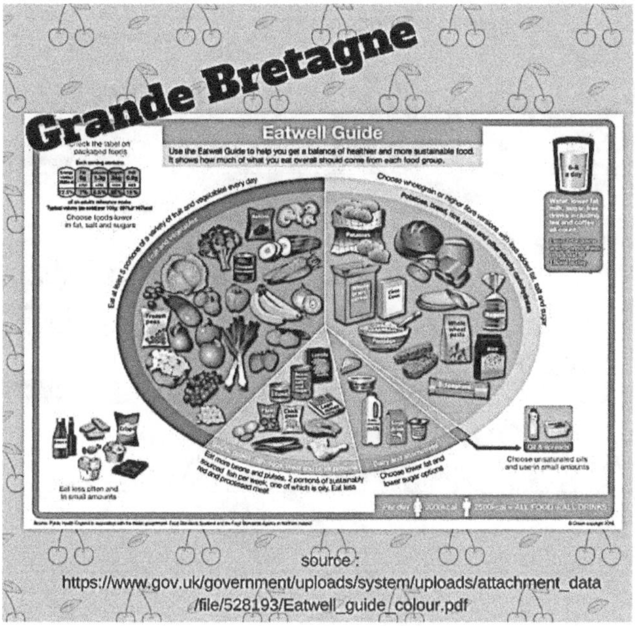
Grande Bretagne
Eatwell Guide
source :
https://www.gov.uk/government/uploads/system/uploads/attachment_data/file/528193/Eatwell_guide_colour.pdf

Une place prioritaire est donnée aux fruits, aux légumes et aux céréales. Concernant la consommation des boissons les indications sont très strictes : préférence de l'eau, limite pour les jus de fruits industriels.

Diète alimentaire méditerranéenne

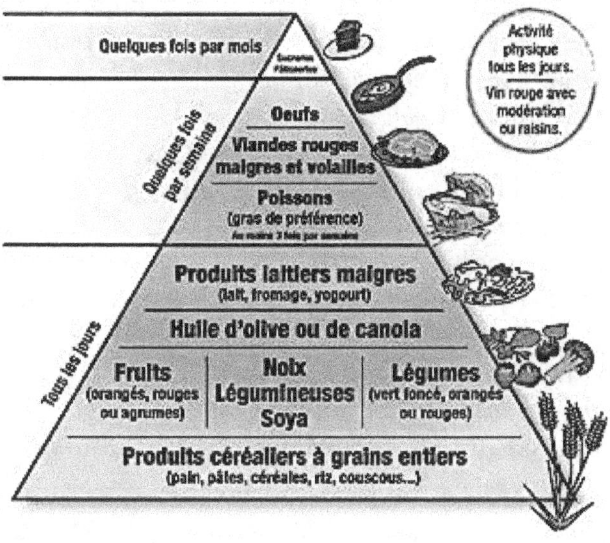

Les propriétés anti-oxydantes et l'aspect naturel (non transformé) de cette alimentation en font un allié important contre les maladies chroniques, notamment les maladies cardiovasculaires et certains types de cancers.

France

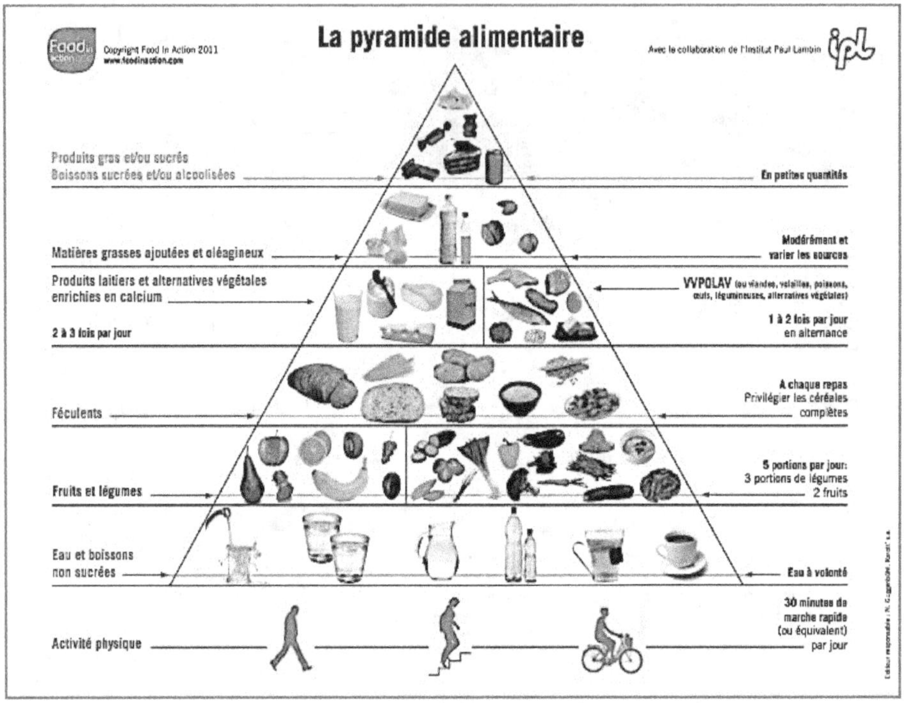

INSERM La santé passe par l'assiette et l'activité physique

En **France**, la pyramide alimentaire représente les groupes d'aliments qui devraient constituer la consommation de la journée pour couvrir les besoins nutritionnels. Le nombre de prises alimentaires varie selon l'âge, le mode de vie, les habitudes de 3 à 5 (petit déjeuner, collation en milieu de matinée, déjeuner, collation dans l'après-midi, dîner). La répartition calorique est également fonction des modes de vie et des habitudes de chacun. La notion d'équilibre et de diversité en matière d'alimentation s'évalue sur plusieurs jours.

Les recommandations quotidiennes préconisées :

- *les fruits et légumes* : au moins 5 portions par jour ;
- *les produits laitiers* : 3 par jour (3 ou 4 pour les enfants ou les adolescents) ;
- *les féculents* : à chaque repas ;
- *la viande, le poisson, les œufs* : 1 à 2 fois par jour ;
- *les matières grasses* : en limiter la consommation notamment les graisses saturées ;

- *les produits sucrés* : à limiter particulièrement les plats préparés, les produits transformés (charcuterie, potages, produits allégés…), les préparations et jus de fruits industriels, les confiseries ;
- *le sel* : à limiter, souvent présent dans les charcuteries, les produits transformés, les plats préparés ;
- *l'eau* : à volonté pendant et entre les repas.
- *l'activité physique :* associée à l'alimentation l'activité physique, grâce aux mouvements du corps produits par les muscles, entraîne une dépense d'énergie supérieure à celle dépensée au repos. Elle est recommandée par le ministère de la Santé associé au PNNS (Programme National Nutrition Santé) pour permettre de maintenir le corps en bonne santé. Le conseil est de pratiquer l'équivalent de 30 minutes de marche rapide par jour pour les adultes et de 60 minutes pour les enfants et les adolescents. Il est important de retenir l'intérêt d'une pratique régulière d'activités physiques et la réduction des comportements sédentaires.

Dans le cadre de la lutte contre l'obésité, la collation en milieu scolaire de 10 heures a quasiment disparu ou dans certaines écoles a été remplacée par un fruit ou une tranche de pain. Localement, des circulaires ont même pu recommander leur suppression pure et simple. Concernant l'Inspection académique du Haut-Rhin, la circulaire de suppression des collations a été justifiée par le « problème de santé publique qu'est l'obésité en Alsace ». Cependant la méconnaissance des habitudes alimentaires de chacune des familles et de leurs enfants permet difficilement d'opter pour le maintien ou la suppression systématique de cette collation. Les familles devraient être informées et sensibilisées afin de pouvoir s'exprimer sur cette question. L'enfant qui n'a pas pris de petit-déjeuner avec une activité sportive dans la matinée aura des difficultés à attendre 12 h ou 13 h pour s'alimenter. La vigilance doit être de mise de la part des enseignants.

DEUXIEME PARTIE

Alimentation et santé

Chapitre 1

Besoins physiologiques du corps humain

L'acte de manger répond prioritairement aux besoins de l'organisme. Une connaissance de la composition de son propre corps permettra de mieux comprendre le lien avec les éléments nutritionnels qui devront être apportés par l'alimentation pour le maintenir en bonne santé.

1. Composition chimique moyenne du corps humain

Éléments	**%/poids**
Oxygène	65 %
Carbone	18 %
Hydrogène	10 %
Azote	3,3%
Calcium	1,5 %
Phosphore	1 %
Potassium	0,4 %
Soufre	0,3 %
Chlore	0,2 %
Sodium	0,15 %
Magnésium	0,1 %
Iode	0,1 %
Fer	0,1 %
Cuivre, Zinc, Sélénium, Molybdène, Fluor, Manganèse, Cobalt	Traces
Lithium, Aluminium, Silicium, Plomb,Vanadium, Arsenic, Brome	Traces minimes

Composés	% / poids	Rôle
Eau	65 % (homme) 55 % (femme) 75 % (nourrisson)	Régulation de la température Action dans les réactions biochimiques
Protéines (carbone, oxygène, hydrogène, azote)	17 %	Énergie Maintien de la température du corps
Lipides (carbone, oxygène, hydrogène)	12 %	Énergie Construction, fonctionnement des cellules et des tissus
Glucides (carbone, oxygène, hydrogène)	1 %	Croissance Renouvellement des tissus
Minéraux	7 %	Formation des tissus Métabolisme

Substances organiques, sans valeur énergétique		
Substances		Rôle
Vitamines	Hydrosolubles B1, B2, B3, B5, B6, B8, B9, B12, C, E	Indispensables à l'organisme Apportées en petites quantité par les aliments Métabolisme Protection de l'organisme
	Liposolubles A, D, E, K	
Minéraux	Calcium, Phosphore Fer, Potassium Sodium, Magnésium Iode, zinc, cuivre…	Rôle plastique et fonctionnel spécifique aux différents minéraux Leur carence perturbe le fonctionnement de l'organisme

Fibres solubles dans l'eau, présentes dans les fruits, les algues **Fibres insolubles** dans l'eau, la cellulose, la lignine dans les légumes, les céréales	Rôle essentiel dans le transit intestinal en augmentant le volume du bol alimentaire Transport des nutriments Élimination des déchets Abritent la flore microbienne

2. Besoins du corps humain

L'organisme humain ne peut survivre que s'il est régulièrement alimenté pour assurer ses besoins.

- *Besoins plastiques* : croissance, réparation des tissus (protides, eau, minéraux)
- *Besoins énergétiques* : activités physiques, régulation de la température (glucides, lipides)
- *Besoins fonctionnels* : métabolisme, réactions chimiques de l'organisme (eau, vitamines, fibres)

L'alimentation est fondamentale pour assurer la construction, la réparation des cellules, apporter l'énergie et les éléments nécessaires à son fonctionnement. Les besoins du corps humain varient en fonction de l'âge, du poids, du sexe, de l'activité physique, du climat, de l'état de santé de chacun. Ces besoins sont régulés par des sensations de faim lorsque le taux de glycémie dans le sang s'abaisse, de soif lorsqu'il y a déséquilibre entre les concentrations des milieux intra et extra cellulaires, de satiété quand le corps n'exprime plus le besoin de s'alimenter. Cependant l'environnement influence les sensations qui pourront s'accompagner de troubles. L'envie, la gourmandise peuvent laisser continuer l'individu à manger au-delà de ses besoins et provoquer des troubles à long terme : surpoids, diabète, troubles cardio-vasculaires… De même la privation de nourriture prolongée peut entraîner des troubles : fatigue, amaigrissement, pouvant même aboutir à la mort.

2.1 La ration alimentaire

C'est l'ensemble des aliments consommés au cours d'une journée. La ration alimentaire doit couvrir les besoins de l'organisme en quantité et en qualité pour permettre son fonctionnement. L'équilibre alimentaire peut se faire sur la journée mais plus généralement sur quelques jours. Certains plats se rapprochent de l'équilibre : une pizza tomate, fromage, jambon ou poisson, champignons, accompagnée d'une salade verte et consommée en quantité adaptée aux besoins du consommateur, peut constituer un repas proche de l'équilibre. En occident, la ration varie entre 3 et 5 prises alimentaires : petit déjeuner, (collation), déjeuner, (goûter) et dîner.

2.2 Les besoins énergétiques moyens quotidiens

Homme (18 à 60 ans)		2500 à 3100 kcal	
Homme + 60 ans		2000 kcal	
Femme (18 à 60 ans)		1800 à 2500 kcal	
Femme + 60 ans		1800 kcal	
Enfant	1 à 3 ans	1400 kcal	
	4 à 6 ans	1800 kcal	
	7 à 9 ans	2200 kcal	
Adolescent		Filles	Garçons
10 à 12 ans		2400 kcal	2600 kcal
13 à 15 ans		2500 kcal	3000 kcal
16 à 18 ans		2300 kcal	3100 kcal

Pour répondre aux besoins du corps humain, la répartition des éléments caloriques a été proposée par les équipes de recherche qui se rejoignent dans une proposition commune.

- *les Glucides* doivent représenter entre 50 et 56 % de la ration dont les glucides complexes 41% et les glucides simples 15% ;
- *les Lipides* doivent représenter 30 à 35 % de la ration dont les lipides insaturés 20% et les lipides saturés 10% ;
- *les Protides* doivent représenter 12 à 15 % de la ration avec un apport équivalent entre les protéines d'origine végétale et celles d'origine animale.

La diversification des choix alimentaires permet les apports de vitamines, de sels minéraux et de fibres qui devront également répondre aux besoins adaptés de chaque personne.

2.3 Utilisation moyenne des calories

	Pourcentage	Pour 2200 kcalories
Métabolisme de base	60 %	1320 kcal
Régulation thermique	7,5 %	165 kcal
Digestion	10 %	220 kcal
Exercice musculaire	22,5 %	495 kcal (utilisable)

Les réserves énergétiques du corps sont stockées dans les tissus adipeux sous forme de triglycérides qui seront transformés en acides gras et en glycérol pour répondre aux besoins énergétiques du corps. Une consommation en excès de graisses, de sucre, d'alcool, entraîne une accumulation de graisses dans le tissu. Les régimes « amaigrissants » trop stricts, trop rapides, provoquent des périodes de manque énergétique avec un stockage plus important des graisses pour pallier aux futures restrictions. Une alimentation plus équilibrée avec diminution des graisses et des sucres et des apports plus conséquents de protéines, de fruits et de légumes, associée à des exercices physiques qui permettent de consommer les graisses stockées et renforcer la masse musculaire, sera plus efficace. L'habitude d'un repas léger le soir (potage de légumes, yaourt), les fruits au petit déjeuner, permettent une perte de poids régulière et progressive sans à-coups.

Le gouvernement a mis en place depuis 2000 une politique nutritionnelle de santé publique intégrant un volet préventif à destination des enfants scolarisés. Nombreux sont les cours d'éducation à l'alimentation qui sont essentiellement axés sur l'aspect santé et équilibre et présentent à l'élève les aliments classés en bleus, rouges ou jaunes selon les recommandations du Programme National Nutrition Santé, et on lui dit : « il faut que tu manges un bleu, un rouge et un jaune tous les jours ». Ce que l'on peut regretter c'est une éducation à l'alimentation qui n'aborde que cet aspect. Si elle reste très utile pour lutter contre la hausse de l'obésité, cette information est trop souvent uniquement traitée lors de la semaine du goût, isolée et diffusée par des personnels insuffisamment formés. De ce fait, la nutrition relève trop souvent du discours idéologique. Nathalie Rigal, professeur émérite en psychologie sensorielle à Nanterre, mène des recherches sur le développement de l'enfant et préfère militer en faveur du plaisir et du goût « Je souhaiterais qu'à table, les repas pris en famille ou à la cantine se déroulent autrement. Plutôt que de laisser l'enfant faire ses propres choix nutritionnels, je préférerais qu'un adulte lui dise : voilà ce qu'on mange à midi ou ce soir, et maintenant, on va prendre du plaisir à manger ensemble[1]. ». Cette action de l'adulte permettra à l'enfant de développer des habitudes, des souvenirs autour de repas qui répondent à ses besoins nutritionnels.

[1] Rigal, Nathalie, La naissance du goût, Ministère Agriculture Pêche Alimentation - Mission Agrobiosciences, octobre 2002, p.11

Chapitre 2

Évolution de la consommation et troubles alimentaires

1. Évolution de la consommation depuis 50 ans

Depuis 1960 la part de l'alimentation par rapport aux revenus des ménages est en baisse jusqu'en 2005 où il se stabilise.

1.1 Part de la consommation alimentaire dans les revenus

Part de la dépense de consommation alimentaire dans le revenu disponible brut et la dépense de consommation des ménages de 1960 à 2014

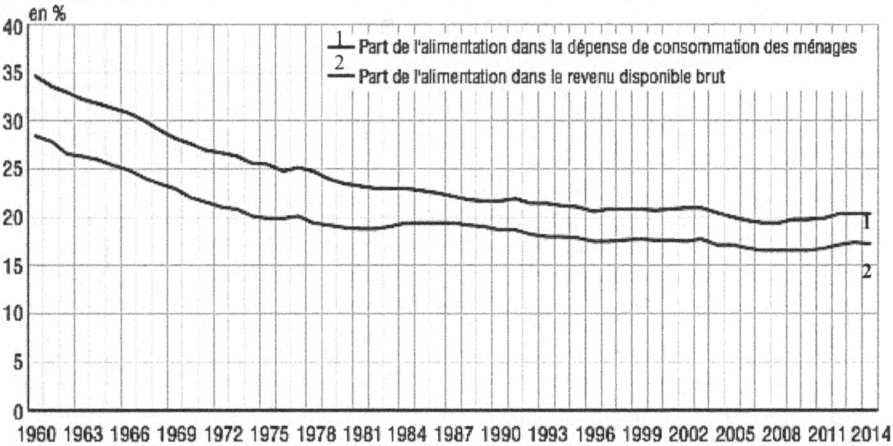

Source : Insee, comptes nationaux base 2010.

Par la suite les études font apparaître un développement important de la consommation de produits transformés et de plats préparés. Les produits à base de viande, de poisson et de légumes ont plus que doublé pour atteindre 41 % dès 2006. La part du budget alimentaire consacrée aux légumes et aux féculents reste toujours la moins importante. Les enquêtes de l'INSEE apportent régulièrement des informations sur le comportement des français et l'évolution des consommations

1.2 Composition du panier alimentaire

Répartition de la consommation des ménages de 2014 à 2016

Consommation des ménages en France	En milliards d'euros	Variation annuelle en volume en %			Poids dans la valeur effective de la consommation active en %	
	2016	2014 (r)	2015 (r)	2016	2006	2016
Alimentation et boissons non alcoolisées	**158,6**	**1,1**	**1,0**	**1,2**	**9,8**	**10,1**
Produits alimentaires	145,2	1,1	0,8	1,2	9,0	9,2
Pain et céréales	*25,7*	*1,2*	*2,2*	*2,1*	*1,5*	*1,6*
Viandes	*36,9*	*- 0,7*	*- 0,9*	*- 0,8*	*2,5*	*2,3*
Poissons et fruits de mer	*8,9*	*- 1,1*	*- 1,4*	*- 0,3*	*0,6*	*0,6*
Lait, fromages, œufs	*20,5*	*- 0,1*	*0,7*	*1,5*	*1,3*	*1,3*
Fruits et légumes	*32,0*	*4,2*	*1,3*	*3,2*	*1,8*	*2,0*
Boissons non alcoolisées	13,5	0,9	3,3	1,3	0,8	0,9
Boissons alcoolisées et tabac	**41,7**	**- 2,7**	**1,4**	**0,7**	**2,6**	**2,6**
Boissons alcoolisées	21,0	- 1,0	1,5	0,2	1,3	1,3
Hôtels, cafés et restaurants	**82,5**	**1,6**	**0,4**	**3,0**	**5,1**	**5,2**

Données révisées. Source : Insee, comptes nationaux - base 2010

Une information amenant à une bonne connaissance des intérêts alimentaires et de la substitution des aliments devrait permettre de réaliser à moindre coût des repas adaptés. Par exemple, les œufs, les viandes, les légumes secs ont un apport protéique intéressant, à des prix bien différents.

1.3 Consommation des boissons alcoolisées

Concernant **les boissons alcoolisées**, on assiste à une baisse globale de la consommation entre 1960 et 2000, puis une stabilisation avec toutefois une nette augmentation des vins de qualité à partir de 1990 et une augmentation constante de la consommation des alcools forts dès 1960 qui semble se stabiliser en 2014.

Consommation des boissons alcoolisées de 1960 à 2014

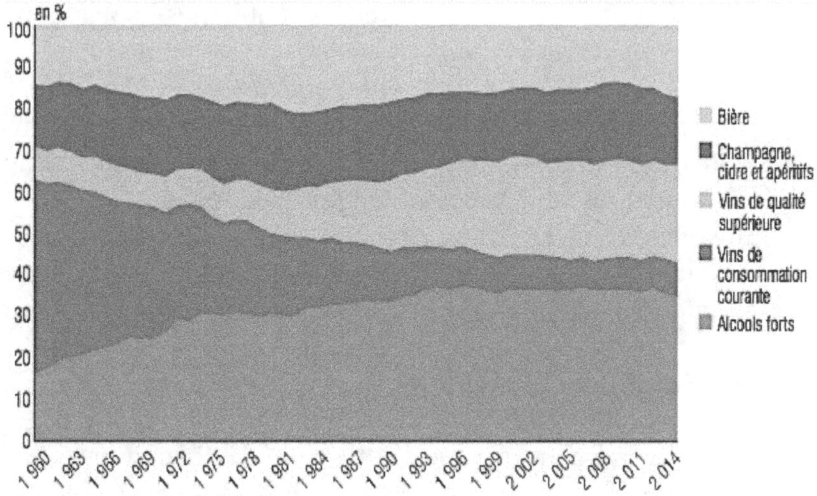

Source : Insee, comptes nationaux base 2010.

1.4 Étude comparative de la consommation des ménages (France, Allemagne, Espagne, Italie, Royaume-Uni)

Volume de la consommation effective des ménages par habitant, par catégorie de produits en 2018 *(indice 100 = moyenne de l'UE 28)*

Comparaison de la consommation alimentaire en 2018 en %	Allemagne	Espagne	France	Italie	Royaume-Uni
Produits alimentaires et boissons non alcoolisées	10,5	13,4	**13,3**	14,3	8,4
Boissons alcoolisées, tabac et narcotiques	3,2	3,9	**3,5**	4,1	3,9
Restaurants, hôtels	5,4	15,9	**6,7**	9,9	9,7

Source INSEE –Eurostat

Le tableau met en évidence les habitudes de chaque pays tant pour la consommation que pour les habitudes de mode de vie.

2. Les principaux troubles alimentaires

Si la sous-alimentation, les famines sont couramment observées dans les pays du tiers monde, les pays industrialisés sont plus souvent confrontés à l'obésité, à la mal-nutrition, aux carences alimentaires en raison de l'abondance et de la diversité des produits alimentaires. Concernant l'alimentation, de nombreuses publicités, sous couvert d'informations *médicales ou diététiques*, submergent les consommateurs : produits (*nouveau, bon pour la santé...*) préparations adaptées (*végan, végatarien...*), compléments alimentaires... Comment dans ce contexte le consommateur peut-il faire des choix adaptés préservant sa santé tout en appréciant le plaisir de manger ?

La récente guerre en Ukraine va remettre au premier plan la question alimentaire, notamment des céréales dont la Russie et l'Ukraine sont les grands exportateurs.

2.1 Les déséquilibres alimentaires

Prôner pour tous une alimentation de quantité et de qualité est impossible sans prendre en compte les besoins de chacun en fonction du sexe, de l'âge, de la stature, du poids, des activités, de l'état (grossesse, allaitement, maladie…). Dans nos pays occidentaux, les carences sont rarement quantitatives, sauf dans les cas d'anorexie, particulièrement à l'adolescence ou de régimes alimentaires non adaptés. Sur le plan qualitatif ce sont la mauvaise prise en compte des besoins et les difficultés à mettre en place les modes alimentaires choisis par habitude, gourmandise, environnement, causes multiples des personnes, qui sont suivis de carences.

La Covid-19 et les périodes de confinement ont incité la population à faire des réserves, particulièrement les féculents, les sucres, les produits gras. Le risque est de privilégier les aliments très caloriques au détriment de la qualité et de la consommation des légumes et des fruits.

2.2 Les carences les plus fréquentes

La vitamine C

Fragile, cette vitamine doit être apportée quotidiennement par les fruits et légumes frais afin d'éviter des conséquences sur l'état bucco-dentaire (gingivites), la fatigue, les douleurs articulaires, les infections, les ecchymoses, l'absorption du fer dans l'organisme.

La vitamine B12

Elle est présente dans les aliments d'origine animale. La carence en vitamine B12 se rencontre chez les adeptes de régimes végétaliens et végans qui ne prennent pas de suppléments alimentaires. Une anémie se développe avec ses symptômes de fatigue, pâleur, faiblesse. Des lésions nerveuses, des difficultés motrices et d'autres complications cardiaques ou gastro-intestinales peuvent apparaître.

Le fer

C'est l'une des carences les plus fréquentes dans le monde des personnes ayant un apport insuffisant d'aliments riches en fer (viandes, poissons, fruits secs, lentilles, avoine, dattes…). Dans les pays riches la cause est souvent due à un mode alimentaire excluant les produits animaux, les régimes amaigrissants mais aussi la malnutrition et une alimentation déséquilibrée. Les enfants et les adolescents, les grands sportifs, les femmes, les femmes enceintes et allaitantes, les personnes âgées, les donneurs de sang doivent être vigilants pour éviter des troubles (diminution des globules rouges et anémie, fatigue, régulation thermique…).

L'iode

Concentrée dans la glande thyroïde, une carence sévère peut se traduire par une hypothyroïdie entraînant un goitre chez l'adulte et des troubles mentaux chez l'enfant. L'ajout de l'iode dans le sel de cuisine, la consommation régulière de produits de la mer, suffisent généralement à éviter ce manque.

Le calcium

L'insuffisance de consommation, particulièrement des produits laitiers, entraîne une perte progressive de la substance osseuse qui engendre le risque plus fréquent de fracture, le tassement des vertèbres et à terme l'ostéoporose. Pour une bonne assimilation le calcium devra être associé à d'autres éléments, notamment le phosphore et la vitamine D. Ces trois éléments, ***calcium, phosphore et vitamine D,*** doivent être apportés en respectant des rapports d'équilibre qui contribueront efficacement au maintien d'une ossature et d'une dentition de qualité. Les régimes alimentaires excluant les produits d'origine animale nécessitent des compléments alimentaires en phosphore. La vitamine D, présente dans le foie de morue, les poissons gras, les abats, devra être absorbée en complément alimentaire. La consommation des plats préparés, transformés, des sodas contenant de l'acide phosphorique, du phosphore à l'état d'additif sont à limiter en raison des risques de maladies rénales, cardiovasculaires, d'une précipitation du calcium réduisant son absorption.

Cet exemple vital permet de souligner qu'il existe de nombreuses interdépendances entre les apports alimentaires. Aborder l'alimentation et les besoins du corps humain uniquement à partir des nutriments a ses limites car les interactions entre les différents constituants des aliments ne sont pas suffisamment prises en compte. Actuellement des chercheurs américains étudient *l'effet matrice* des aliments mettant en évidence l'intérêt de l'absorption du produit sans transformation[1]. Plus une alimentation est diversifiée, plus elle répond aux besoins de l'organisme.

3. Surpoids et obésité

3.1 Calcul de l'indice de Masse Corporelle et du poids idéal

Calcul de l'IMC	*Calcul du poids idéal*
$IMC = \dfrac{\text{Poids (kg)}}{\text{Taille}^2 \text{ (m)}}$	Il est compris entre ces deux calculs $\text{Taille}^2 \text{ (m)} \times 21,75$ $\text{Taille}^2 \text{ (m)} \times 25$

Pour un adulte, avec un IMC compris entre 18,5 kg/m^2 et 25 kg/m^2 le poids est considéré comme normal. Un IMC inférieur à 18,5 $kg/\ m^2$, il s'agit de maigreur. Un IMC supérieur à 25 kg/m^2 indique un surpoids. A partir de 30 kg/m^2 il s'agit d'obésité.

1. Thorning TK, Bertram HC, Whole dairy matrix or single nutrients in assessement of health effects: current evidence and knowledge gaps. Am J Clin Nutr. 2017;105(5):1033-45.
1. Guéguen L, Pointillart A. The bioavailability of dietary calcium. J Am Coll Nutr. 2000;19(2 Suppl):119S-136S.
1. Iuliano S, Poon S, Robbins J et al. Effect of dietary sources of calcium and protein on hip fractures and falls in older adults in residential care: cluster randomised controlled trial. BMJ. 2021; 375: n2364.

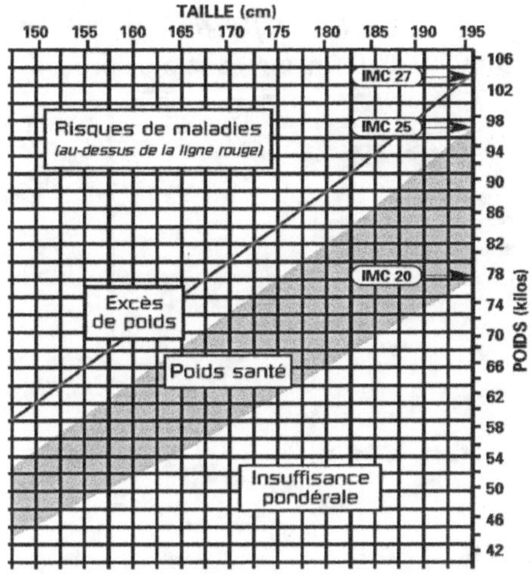

<table>
<tr><th>France</th><th>Homme</th><th>Femme</th><td rowspan="8">L'IMC moyen selon le sexe et l'âge entre 1984 et 2014 indique une évolution constante chez l'homme, plus faible chez la femme avec une légère baisse à partir de 2012.</td></tr>
<tr><td>1984</td><td>24.73</td><td>24.24</td></tr>
<tr><td>1988</td><td>24.87</td><td>24.25</td></tr>
<tr><td>1992</td><td>25</td><td>24.28</td></tr>
<tr><td>1996</td><td>25.14</td><td>24.31</td></tr>
<tr><td>2000</td><td>25.31</td><td>24.37</td></tr>
<tr><td>2004</td><td>25.55</td><td>24.41</td></tr>
<tr><td>2014</td><td>26,05</td><td>24,37</td></tr>
</table>

En France nous assistons à une augmentation progressive et régulière du poids moyen des femmes, des hommes, des enfants. Le surpoids et l'obésité sont reconnus comme la cinquième cause de mortalité par l'OMS. Chez les enfants, 16 % des garçons et 18 % des filles sont en surpoids. En 2020, le constat pour les adolescents en classe de 3ème est d'un enfant obèse sur six.

3.2 Évolution du surpoids et de l'obésité dans le monde

Dans le monde les évolutions du surpoids et de l'obésité sont nettes pour les pays ayant le plus fort pouvoir d'achat. La moyenne mondiale du surpoids mesuré est de 19 % (étude du 22 novembre 2019*)* allant de 31,9 % aux États-Unis, 39,2 % au Mexique et 20,1 % au Japon avec une moyenne en France de 15,3 %, stables depuis une dizaine d'années.[1]

[1] Source : OCDE (2021), *Panorama de la santé 2021 : Les indicateurs de l'OCDE*, Éditions OCDE, Paris, https://doi.org/10.1787/fea50730-fr

Évolution des taux de surpoids (obésité comprise),
2009 et 2019 (ou année la plus proche)

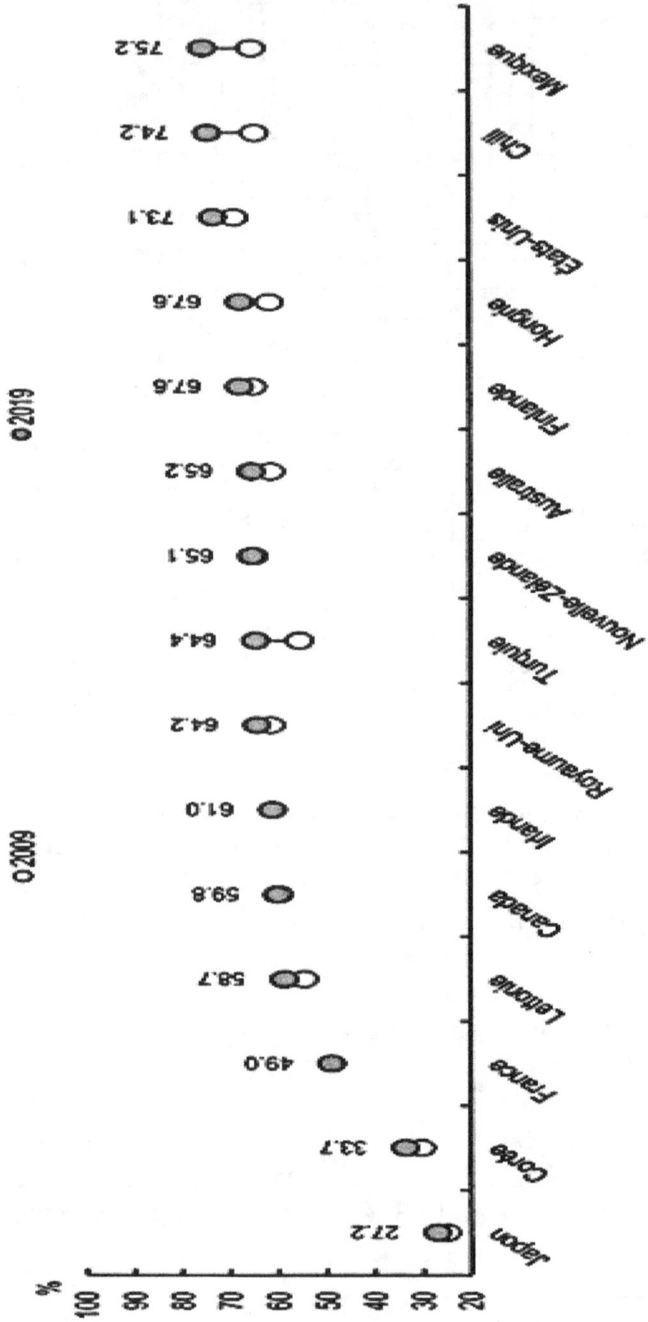

Évolution comparative du surpoids - Source OCDE

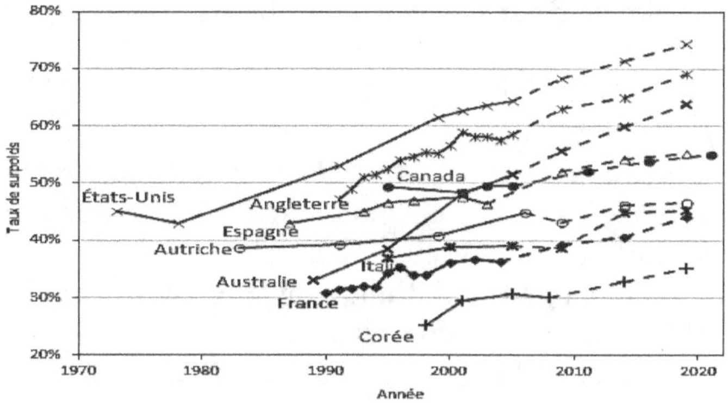

Une prospective du surpoids et de l'obésité pour 2030 qui doit être prise en compte pour éviter cette évolution.

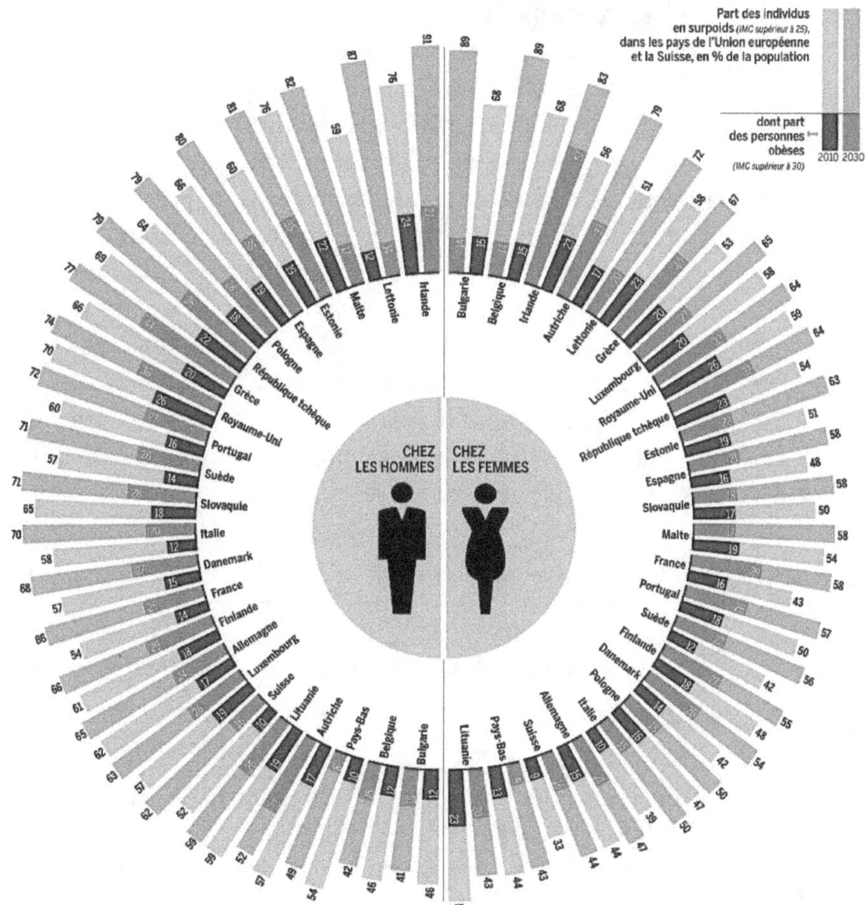

3.3 Le traitement de l'obésité

Devant la complexité du surpoids et de l'obésité un régime alimentaire doit être prescrit par un nutritionniste qui devra prendre en compte tout l'environnement du patient. « Le traitement de l'obésité uniquement à partir des régimes alimentaires ne suffit pas toujours à solutionner l'état des patients. Une équipe de l'Institut Pasteur de Lille, de l'Université de Lille et du CNRS a publié une étude mettant en évidence certaines formes d'obésité qui s'expriment dans les zones du cerveau de l'addiction. Il ne s'agit donc pas d'une simple régulation de la faim mais d'un besoin de manger pour gérer un stress ou des émotions… il s'agit d'une prise en charge de lutte contre l'addiction et non d'un régime qui va créer un sentiment de manque. »

Source : *Le quotidien du médecin* – 2019 – Professeur Froguel

3.4 Le Chili : un exemple de prise en compte des problèmes de surpoids et d'obésité dans la population

Le taux de surpoids et d'obésité moyen en 2019 est de 74 % au Chili, 72,5 % au Mexique, 71 % aux États-Unis, 54 % en moyenne pour l'OCDE dont la France avec 50 % des enfants en surpoids et 5% d'obèses. En 2006, Michelle Bachelet, présidente socialiste du Chili de 2006 à 2010 puis de 2014 à 2018 et médecin pédiatre prend ce problème comme priorité. En 2016, malgré les freins des industries agro-alimentaires le Chili vote une Loi sur l'étiquetage des produits alimentaires, le contrôle des publicités ciblant les enfants et les jeunes, la mise en place d'une formation à l'alimentation et aux activités physiques dans l'ensemble du milieu scolaire. Les produits qui ne répondent pas aux règles prescrites par la Loi peuvent être lourdement taxés (18 % sur les sodas trop sucrés) ou supprimés (Kinder Surprise de Ferrero, vendu en France, a été retiré du marché).

Seuils établis par le gouvernement

Aliments solides	Calories kcal/100 g	Sodium mg/100 g	Sucres totaux g/100 g	Graisses saturées g/100 g
Limites	275	400	10	4
Aliments liquides	Calories k/100 mL	Sodium mg/100 mL	Sucres totaux g/100 mL	Graisses saturées g/100 mL
Limites	70	100	5	3

Logos apposés sur les aliments dépassant le seuil

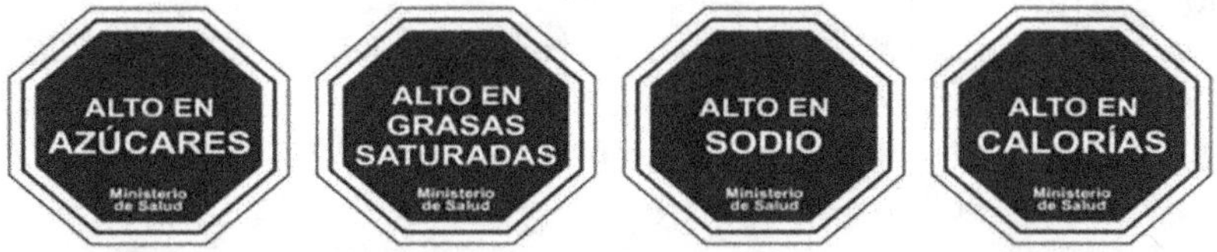

sucre | graisses saturées | sel | calories

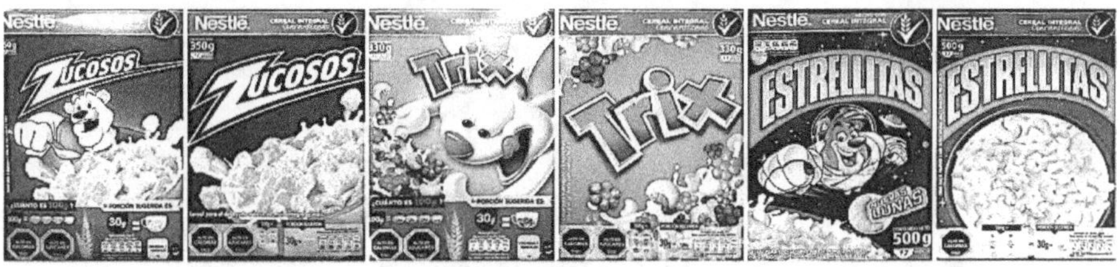

En l'espace de 18 mois, une baisse de 23,7 % a été observée pour la consommation des boissons sucrées et 40 % des citoyens chiliens disent utiliser les symboles pour décider de leurs achats. Les industries agro-alimentaires reformulent les compositions de leurs produits à un rythme sans précédent. Si le Chili a été le premier pays de l'OCDE et du monde à promulguer cette Loi avec un résultat positif, il ne reste qu'à souhaiter qu'il soit suivi par d'autres États.

4. Bien s'alimenter et pratiquer des activités physiques demeurent une priorité

La préparation des repas et l'information nutritionnelle sont donc des enseignements fondamentaux qui ont une incidence à la fois sur l'économie de la famille, la santé, le bien-être de l'individu. La diversité des produits proposés, les nouveaux moyens de conservation, le développement des plats préparés, l'arrivée massive d'une restauration nomade, ont modifié la composition des repas. Les nouveaux modes de vie, l'activité des femmes, l'éloignement du lieu de travail, ont conduit à la prise de repas hors de chez soi pour les parents et les enfants plusieurs fois par semaine. Le temps consacré à la préparation des repas a diminué et l'utilisation de produits déjà élaborés a augmenté. Leur composition a entraîné une augmentation notable de la consommation de sucres et de lipides ajoutés aux plats préparés. La consommation des fruits et des légumes est en légère hausse (1,8 % à 2 %) mais reste encore insuffisante, notamment chez les jeunes où en France 56 % des adolescents de 15 ans ne consommeraient quotidiennement ni fruits ni légumes. D'autre part les activités physiques diminuent avec l'âge chez les adolescents.

Source des documents : OCDE (2021), Panorama de la santé 2021 : Les indicateurs de l'OCDE, Éditions OCDE, Paris, OCDE INSEEE

Consommation quotidienne de boissons sucrées

parmi la population âgée de 15 ans et plus par sexe, 2029

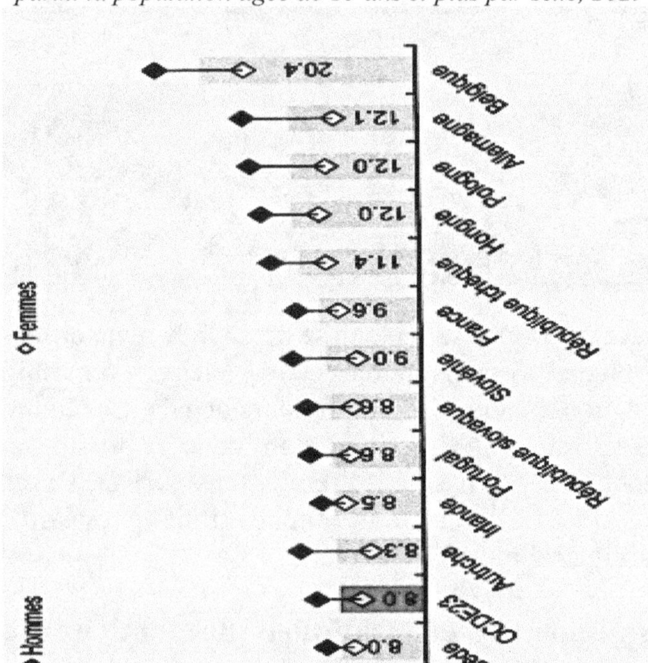

Proportion de jeunes de 15 ans consommant chaque jour des boissons sucrées, 2013-14 et 2017-18

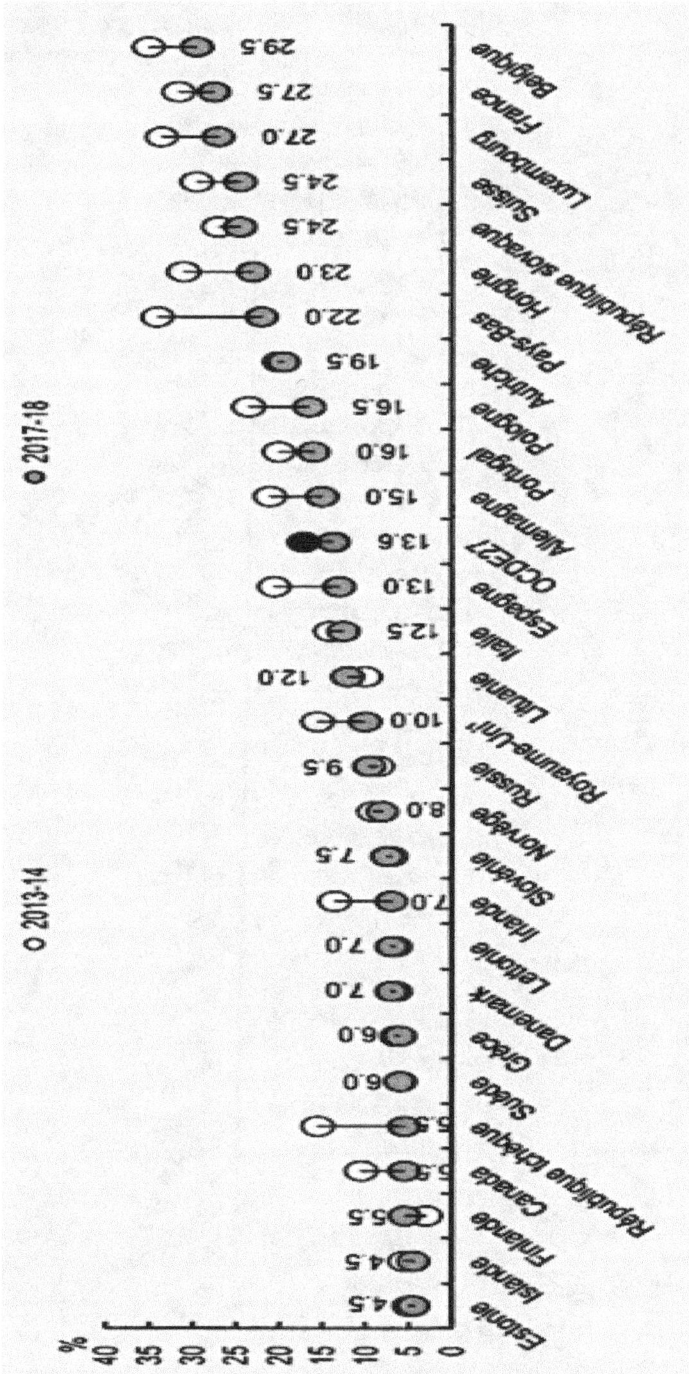

Consommation quotidienne de légumes

Parmi la population âgée de 15 ans et plus, sexe, 2019 (ou année plus proche)

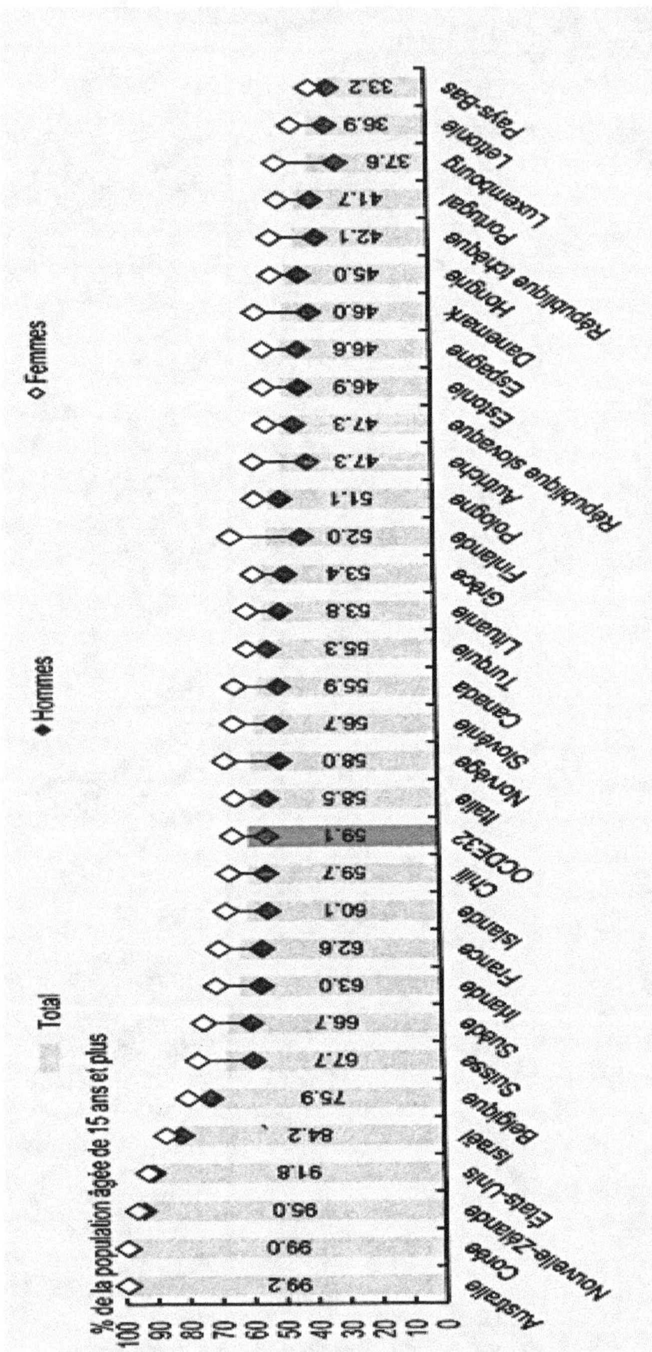

Proportion de jeunes de 15 ans ne consommant ni fruits ni légumes

au quotidien, par sexe 2017-18

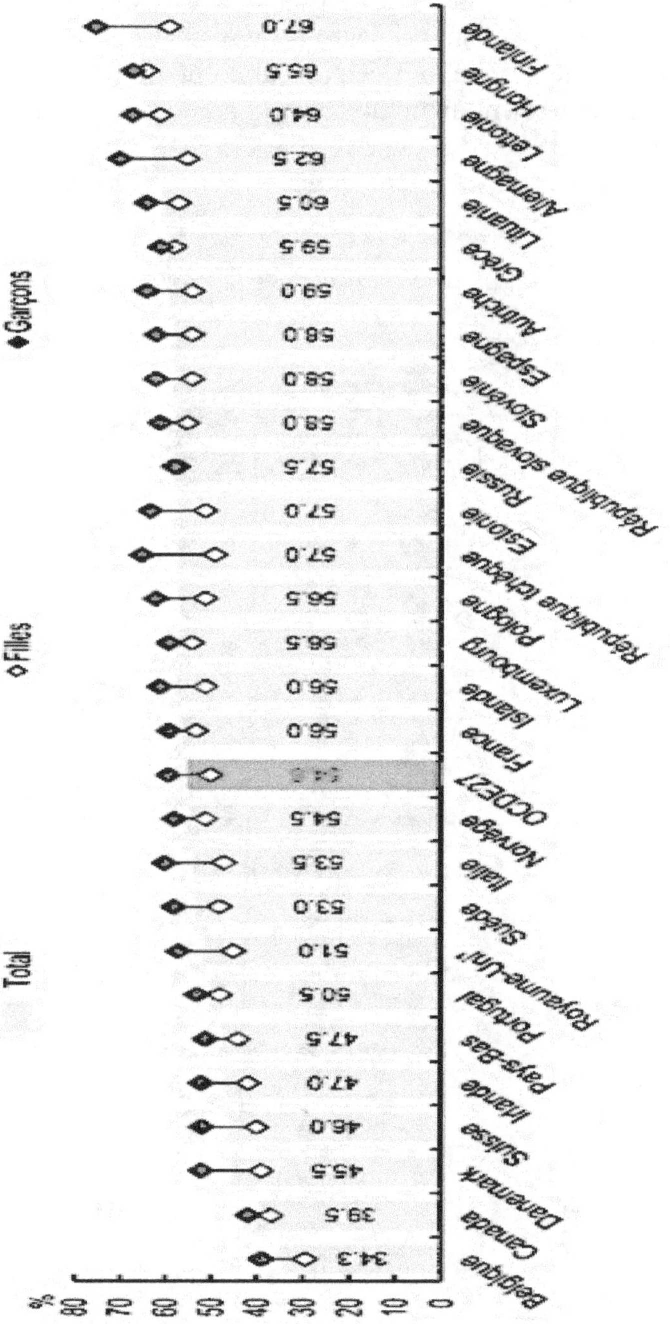

Associées à une alimentation diversifiée les activités physiques sont complémentaires et indispensables. L'alimentation apporte les constituants essentiels sur le plan quantitatif et qualitatif pour faire fonctionner notre organisme. L'activité physique permet de dépenser l'énergie supplémentaire apportée par l'alimentation. Elle permet aussi un développement harmonieux du corps et améliore la santé, prévenant aussi certaines maladies dues une trop grande sédentarité.

Manque d'activité physique chez les adultes, par sexe, 2016

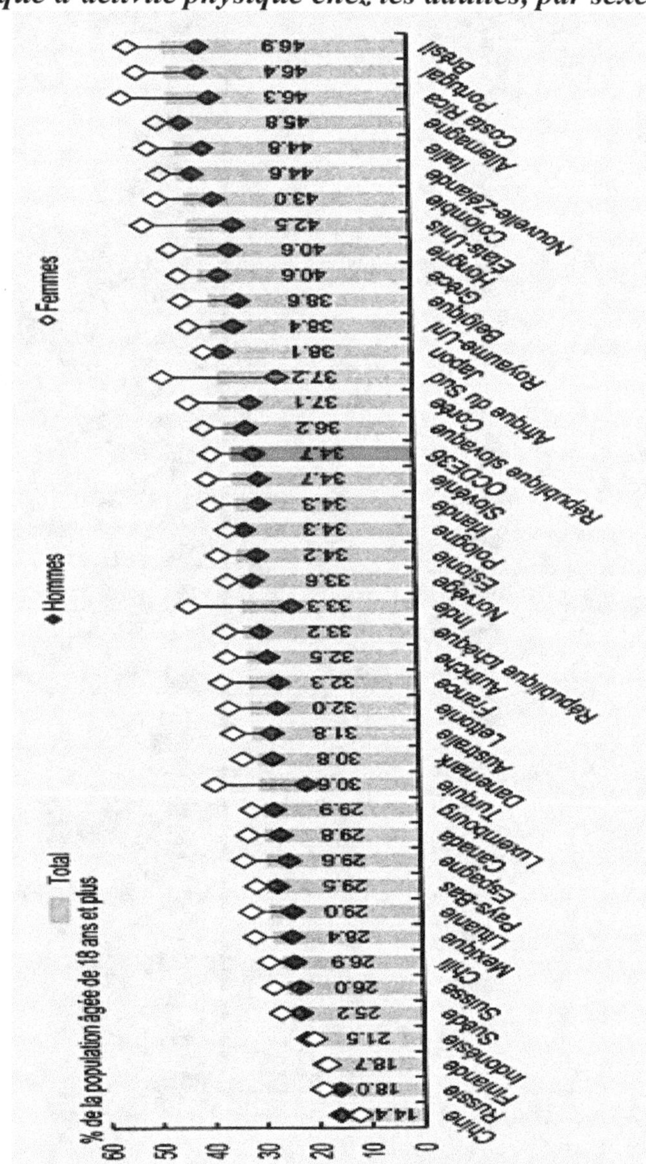

Proportion de jeunes de 11 ans et 15 ans qui pratiquent au moins 60 min
d'activité physique modérée à vigoureuse par jour, 2017-2018

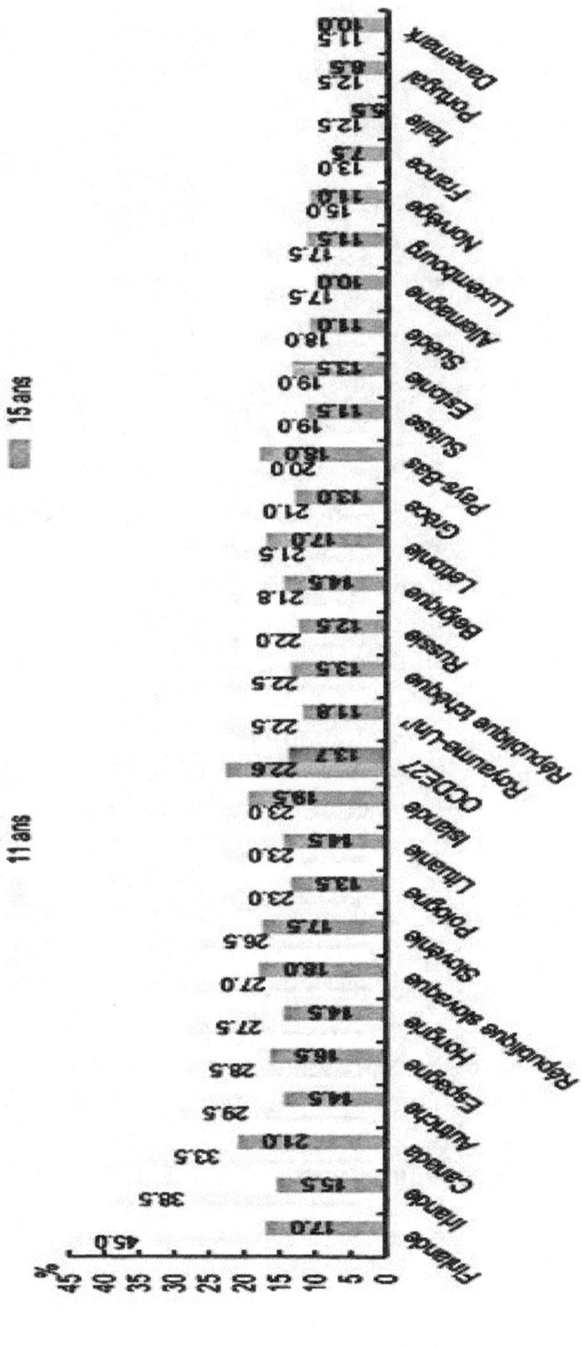

Depuis 2002, du 16 au 22 septembre, la *Semaine Européenne de la Mobilité* encourage la pratique régulière des activités physiques en proposant diverses actions.

En 2015, l'Organisation Mondiale de la Santé a publié une estimation de la proportion de personnes en surpoids ou obèses à l'horizon 2030 de quelques pays européens.

	FEMMES		HOMMES	
Pays	Surpoids	Dont obèses	Surpoids	Dont obèses
France	58%	29%	66%	25%
Allemagne	47%	21%	65%	24%
Italie	50%	15%	70%	20%
Espagne	58%	21%	80%	36%
Angleterre	64%	33%	74%	36%
Irlande	85%	57%	89%	48%
Belgique	89%	14%	42%	15%

L'obésité chez l'enfant et l'anorexie chez l'adolescent sont toujours des préoccupations essentielles des nutritionnistes. Aussi la cuisine et la nutrition méritent de faire partie des disciplines de l'enseignement au même titre que les disciplines dites fondamentales. Mais cette approche très scientifique de l'alimentation n'envisage pas l'ensemble des facteurs qui déterminent le mode alimentaire de chacun. Dans nos pays développés où la diversité alimentaire permet le choix, d'autres liens se créent avec l'aliment : les habitudes, le souvenir, la religion, le prix, l'image, le mode de vie, les activités physiques pratiquées... Le mode alimentaire exprime donc aussi l'identité culturelle et sociale du mangeur. La prise en compte de ces paramètres complexifie une formation à la nutrition qui ne doit ni heurter, ni détruire les représentations, mais les faire évoluer.

Est-il toujours possible de faire évoluer ces représentations ? Comment déstructurer ces représentations pour permettre de restructurer de nouvelles représentations ? C'est dans un climat de confiance instauré dans le groupe pour favoriser l'expression que cette formation peut être assurée. L'enseignement de la nutrition est *bioculturelle* ce qui exclut d'utiliser uniquement les méthodes des sciences expérimentales.

Chapitre 3

Le goût et les choix alimentaires

Pour Brillat-Savarin « Le goût est celui de nos sens qui nous met en relation avec les corps sapides, au moyen de la sensation qu'ils causent dans l'organe destiné à les apprécier… et paraît avoir deux usages principaux :

1° Il nous invite, par le plaisir, à réparer les pertes continuelles que nous faisons par l'action de la vie.

2° Il nous aide à choisir, parmi les diverses substances que la nature nous présente, celles qui sont propres à nous servir d'aliments[1]. »

L'alimentation se réfère à la satisfaction d'un besoin humain, biologique, mais le symbolique, l'onirique, les mythes, les fantasmes, le religieux, la superstition règlent aussi nos prises alimentaires. L'homme biologique et l'homme culturel sont étroitement imbriqués, liés. Se nourrir est central à la vie humaine mais, selon les cultures, les choix alimentaires sont différents. Chaque individu, chaque peuple, s'est forgé au fil du temps une représentation de l'aliment à partir des sensations qu'il provoque : saveur, texture, couleur, forme, sonorité en bouche… Toutes ces informations sont captées par nos sens et interprétées par notre cerveau.

1. L'influence de la religion dans les choix alimentaires

Les religions se sont perpétuées au cours des siècles et ont maintenu une culture alimentaire spécifique en déterminant ce qui est comestible, bon ou mauvais.

1.1 L'Islam

Cette religion privilégie la consommation de mouton, de volailles, le sacrifice halal de l'animal abattu rituellement, vidé de son sang. Beaucoup de pratiquants s'interdisent une viande crue ou saignante (carpaccio et tartare) et toute viande qui n'a pas été égorgée. Le porc, considéré impropre à la consommation, est le seul animal qu'il est

[1] Brillat-Savarin Physiologie du goût, Boulé Éditeur Paris, 1850

interdit de manger pour tous les adeptes de cette religion. Les poissons et les produits de la mer sont consommés sans restriction par les Sunnites, mais les Chiites et les Sunnites Hanafites ne consomment que le poisson. La certification halal, née dans les années 1980, n'est pas une tradition religieuse mais un fait économique, explique l'anthropologue Florence Bergeaud-Blackler. Cependant de plus en plus de consommateurs s'astreignent à la pratique de l'abattage qui consiste à égorger l'animal et à le saigner. Les produits contenant de l'alcool et l'alcool lui-même sont proscrits par les pratiquants à l'exception des Alévites, considérés par certains islamiques comme un courant hors de l'Islam. Durant le mois de Ramadan le Coran prescrit la non consommation de nourritures et de boissons de l'aube au coucher du soleil pour les adultes à partir de la puberté.

1.2 L'Hindouisme

Les croyances en Inde émanent essentiellement du Braham et sont toutes très respectueuses du vivant. Ces religions excluent la consommation de bœuf et plus généralement la consommation animale, viande, poisson, œufs. La vache reste particulièrement sacrée. Le lait, les fromages et les végétaux cuits sont les aliments essentiellement consommés. L'alcool est également proscrit. Selon les castes, les prescriptions sont plus ou moins respectées, davantage observées dans les hautes classes sociales que chez les plus pauvres. La pratique du jeûne est très présente en Inde.

1.3 Le Judaïsme

L'ensemble des règles qui régissent les pratiques alimentaires est la *kashrut*. Seuls les animaux qui ruminent et ont les sabots fendus peuvent être consommés à l'exclusion du porc et du lapin. Les volailles sont admises. La religion préconise des aliments cascher, conformes aux prescriptions rituelles notamment l'élimination du sang et suppression du nerf sciatique. L'animal doit faire l'objet d'un abattage rituel et sa viande est, la plupart du temps, salée pour perdre le maximum de sang. Seuls les poissons à écailles avec des nageoires sont consommés ; Les fruits de mer et les mammifères marins (baleine, dauphin, phoque…) ne sont pas consommés. On ne mélange pas, durant la cuisson ou la consommation, la viande et le lait. Le vin doit, lui aussi, être cascher donc produit rituellement par un religieux juif. Les ustensiles de préparation et de consommation des aliments exigent ne jamais être en contact avec des produits non casher.

1.4 Le Christianisme

Il ne s'agit pas d'une liste d'interdits ou d'exclusions, mais d'un rythme alimentaire à partir de la passion du Christ : pré-jeûne du mercredi, jeûne du vendredi, temps spécifique du Carême. Il faut donc bien parler de culture alimentaire avec une évolution entre l'Antiquité et le Moyen-Âge qui voit, adoptée en Europe, une éthique chrétienne où la frugalité démocratise ces principes de vie par le contrôle de la consommation des boissons et de la nourriture à partir des prédications par les religieux. Les moines qui s'installent dans les campagnes servent aussi de modèle et leur influence est importante. Ils appliquent les théories médicales de l'époque et l'ascétisme, se libèrent de la matière donc de la nourriture et diffusent la fabrication de produits, à l'exemple des fromages, des pâtes alimentaires, des bières, des alcools. Ce sont les Églises qui imposent les contraintes alimentaires et son organisation économique (arrivage du poisson le vendredi) avec le soutien de l'État. Progressivement, il y a contournement de ces principes par le choix d'aliments plus gourmets dans les classes aisées et le détournement des religions chrétiennes qui se développent parfois au profit d'autres croyances. La surabondance de nourriture chez les aristocrates ou la bourgeoisie se règle aussi par le partage des excédents avec les pauvres ou les institutions charitables, les hospices. Si la culture chrétienne maintient encore de nos jours la consommation de poisson le vendredi, notamment en collectivités, la pression religieuse est de moins en moins présente.

2. L'alimentation reste toujours sous contrôle

Les scientifiques préconisent des consommations alimentaires qui évoluent, voire se contredisent au fil du temps. Les années 1980/90 ont conduit à valoriser les sucres lents au détriment des sucres rapides. Il y a actuellement une sorte de parti pris sur le fait qu'il faut consommer une grande quantité de légumes et de fruits. Or, les slogans (10 puis 5 fruits et légumes par jour)[1] ne précisent ni les choix, ni les quantités recommandées. L'Organisation Mondiale de la Santé (OMS) a estimé en 2016 que la consommation de viande rouge et de charcuterie était cancérigène. L'Agence Nationale de Sécurité Alimentaire (ANSE) a tempéré le propos en conseillant moins de 500 g par semaine. A noter que l'OMS a rallié les propositions de l'ANSE lors de ses dernières

[1] Programme National Nutrition Santé 2007

publications. Lors des colloques sur la nutrition, il est à noter que les discours sur l'alimentation se contredisent très souvent. Très, même trop souvent, l'alimentation est présentée par ceux qui s'octroient d'être des *professionnels de la nutrition* comme uniquement du domaine de la bio-physiologie, ignorant et s'opposant à l'aspect culturel. Or, s'alimenter ne peut être que *bioculturel.* La nutrition est une science qui étudie essentiellement le rôle des nutriments dans l'organisme. La gastronomie s'intéresse à un ensemble dont l'origine pourrait être attribuée à la fin du 19ème siècle à Auguste Escoffier[1] qui a élevé la cuisine au rang de l'art en cuisine avec l'art de préparer et présenter les plats, en salle avec l'art de la table et l'art de déguster les mets. C'est dans cette acception que se rejoignent gastronomie et nutrition pour définir l'alimentation comme une action de choisir, d'absorber d'une manière personnelle, de découvrir, de rassembler autour des mets. Pour apprécier pleinement la nourriture que nous mangeons, et devenir des gastronomes (qui apprécient les mets en fins gourmets), il faut accepter de développer une large palette de sensations sans laquelle l'acte de manger ne consistera plus seulement à remplir la fonction primaire de répondre au besoin vital du corps humain. Goûter c'est s'ouvrir au monde. Dès sa plus tendre enfance, le nourrisson découvre son entourage en portant à la bouche tout ce qui se trouve à sa portée. Plus tard, son goût s'affinera, s'affirmera au contact d'une alimentation diversifiée. Oui, mais si tel est le cas pour un nombre d'enfants privilégiés, pour la majorité d'entre eux, le contact avec les aliments sera standardisé. La nourriture proposée sera très éloignée du produit d'origine. Sachets, produits déshydratés, reconstitués…la cuisine d'assemblage simplifie les préparations au détriment du goût authentique du produit. Dans tous les pays industrialisés, les pratiques alimentaires ont changé. Les nouveaux modes de vie ont parfois entraîné de nouveaux modes de consommation et une alimentation moins imposée à l'ensemble des membres de la famille : le repas de midi se prend hors de chez soi, le soir le réfrigérateur est accessible en libre-service, le dîner est consommé seul devant la télévision. Sans alimentation réfléchie, basée sur des prises d'aliments spontanées, les enfants et les adultes consomment des produits élaborés où le sucre et les graisses sont trop présents. L'aliment n'est pas seulement consommé pour sa valeur nutritionnelle, il véhicule des symboles, des liens affectifs, des souvenirs, des craintes, des rejets corrélés à la

[1] Auguste Escoffier, Chef cuisinier 1846-1935

première consommation mais aussi des traditions religieuses ou régionales. Ces dernières années, les nombreuses recherches ont montré que le concept de goût est extrêmement complexe, fait appel à plusieurs sens mais également aux souvenirs des premières perceptions. Différentes disciplines se sont intéressées au mécanisme du goût : les biochimistes, les sociologues, les psychologues, les géographes…

Sur le plan scientifique, l'olfaction capte les arômes et les odeurs, la gustation détecte les saveurs, la vision donne des informations sur l'apparence des aliments, l'ouïe renseigne sur le croustillant ou le craquant, le toucher renseigne sur la texture, la somesthésie repère le frais, le piquant, le pétillant. C'est tout cet ensemble qui provoque la salivation à la vue d'un aliment ou d'un plat « appétissant » pour la personne. Brillat-Savarin[1] a proposé une classification des saveurs qui est encore utilisée le salé, l'acide, le sucré et l'amer. On y adjoint aujourd'hui, l'*umami* ou mono-glutamate de sodium, utilisée dans la cuisine asiatique pour accentuer le goût. Mais cette classification ne permet pas d'appréhender l'ensemble des perceptions. C'est sur la langue, que sont localisés plusieurs milliers de bourgeons du goût qui détectent les saveurs.

Les médecins et les femmes savent bien que selon leur alimentation, le liquide amniotique, le lait maternel ont un goût différent. Le fœtus, le bébé connaîtra une palette de saveurs différentes selon l'alimentation de la mère qui seront autant de repères sensoriels pour lui, qui créeront des habitudes mais tout ne va pas se jouer au cours de la toute petite enfance. Le goût s'éduque durant l'enfance, puis s'affine, se modifie, se diversifie tout au long de la vie. Cependant, les différences culturelles, les habitudes alimentaires, influencent la représentation d'un goût ou d'une odeur : l'utilisation de la menthe n'est pas perçue de la même manière en Grande-Bretagne, en France, au Maroc. Notre culture, notre mémoire des souvenirs agréables ou douloureux ont également et peut-être prioritairement une très grande influence sur nos perceptions sensorielles, notamment pendant l'enfance.

La littérature nous fournit déjà quelques éléments de réponse :
"Quoi, une simple tartine ? Oui, mais un beurre périssable, pressé à la main, aussi parfumé, aussi éphémère qu'une fleur" Colette
"La bonne cuisine, c'est le souvenir" Georges Simenon
"Je portais à mes lèvres une cuillerée du thé où j'avais laissé s'amollir un morceau de madeleine. Mais à l'instant même où la gorgée mêlée

---

[1]Brillat-Savarin La Physiologie du goût, Boulé Editeur Paris, 1850

des miettes du gâteau toucha mon palais, je tressaillis, attentif à ce qui se passait d'extraordinaire en moi". Marcel Proust
"Manger, c'est incorporer un territoire". Jean Brunhes
"Il ne faut pas tant regarder ce qu'on mange qu'avec qui on mange", attribué à Épicure.

3. Comment se développe le goût ?

3.1 Les organes des sens sont sollicités lors des prises alimentaires. Il existe une cartographie des sens dans le cerveau : goût et odeur, toucher, vision, audition.

L'odorat (le nez)

L'air inspiré apporte les molécules odorantes qui pénètrent dans les fosses nasales et seront captées par des récepteurs qui transmettront l'information au cerveau. Les molécules odorantes sont nombreuses dans la nature et plus de 300 000 sont répertoriées. La reconnaissance des molécules odorantes nécessite un entraînement important.

L'ouïe (l'oreille)

Les sons entrent dans les oreilles par le pavillon et atteignent le tympan par le conduit auditif. Le tympan vibre et transmet les sons aux petits os (le marteau, l'enclume et l'étrier). Ces petits os amplifient les vibrations et les transmettent à la cochlée qui contient des cellules ciliées et transforment les vibrations au cerveau par l'intermédiaire du nerf auditif.

Le goût (la langue)

La langue est formée de fibres musculaires striées pourvues de milliers de bourgeons qui détectent les diverses saveurs des aliments. La bouche renferme de 2000 à 5000 papilles gustatives. Au cours de la mastication, la langue brasse la nourriture qui sera mélangée avec la salive. Les dernières recherches ont montré que c'est l'ensemble de la langue qui permet de ressentir les saveurs et non des zones cartographiées.

La vue (l'œil)

Les rayons lumineux entrent dans l'œil par la pupille, traversent le cristallin qui règle la netteté, puis l'image se forme à l'envers sur la rétine qui transmet ces informations au cerveau par le nerf optique. Le cerveau remet l'image à l'endroit et permet au sujet de la voir.

Le toucher (la peau)

La peau contient de minuscules récepteurs tactiles qui transmettent les informations envoyées au cerveau par les terminaisons nerveuses.

3.2 Les saveurs de base

Brillat-Savarin a proposé une classification des saveurs, le ***salé***, le ***sucré,*** l'***acide***, et l'***amer***. On y adjoint aujourd'hui, l'***umami***, saveur typique de la cuisine asiatique que donnent les glutamates. Ces acides aminés synthétisés industriellement se révèlent parfois responsables d'allergies. D'autres saveurs peuvent être rajoutées ainsi tel que l'***âcre***, saveur piquante et épicée, le ***fade***, sans saveur tel le tofu ou le riz nature, le ***pétillant***, particulièrement pour les boissons gazeuses.

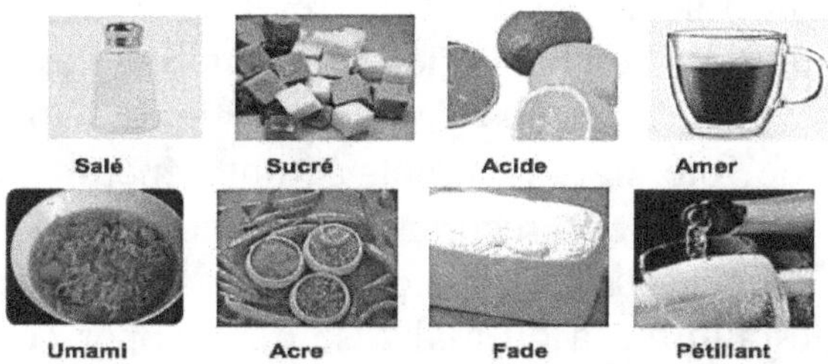

L'ensemble des sensations ressenties lors de la consommation d'un aliment ou d'une boisson se nomme **la flaveur**. C'est tout cet ensemble de perceptions qui provoque la salivation à la vue d'un plat que la personne qualifie d'appétissant ou le dégoût devant un aliment jugé repoussant.

3.3 Les 5 sens

Organes	Sens	Perceptions	Sensations	Exemples
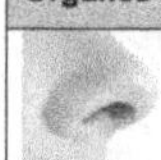 Le nez	L'odorat	Sentir	Odeurs	Viande rôtie, café, thé, aromes
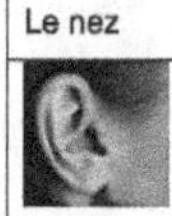 L'oreille	L'ouïe	Entendre	Croustillant	Chips, pain, tuile aux amandes
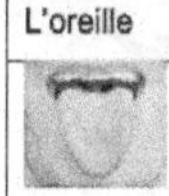 La langue	Le goût	Goûter	Saveurs	Epices, parfums, pétillant
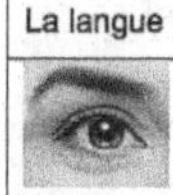 L'œil	La vue	Voir	Apparence	Cocktails, desserts, couleurs des mets
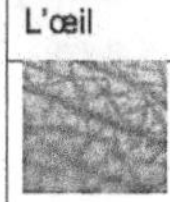 La peau	Le toucher	Toucher	Texture	Consistance molle, dure

3.4 Le goût et le dégoût

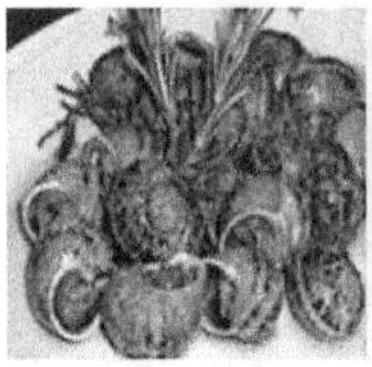
Escargots

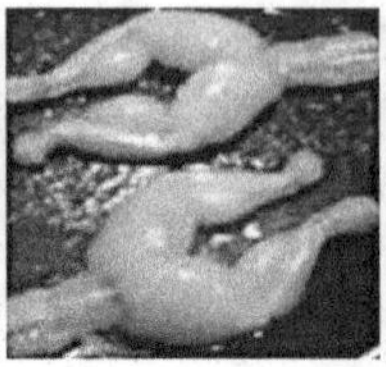
Cuisses de grenouilles

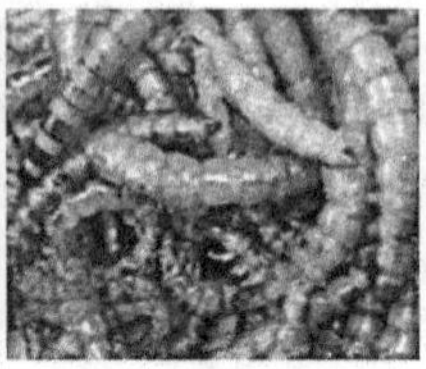
Vers

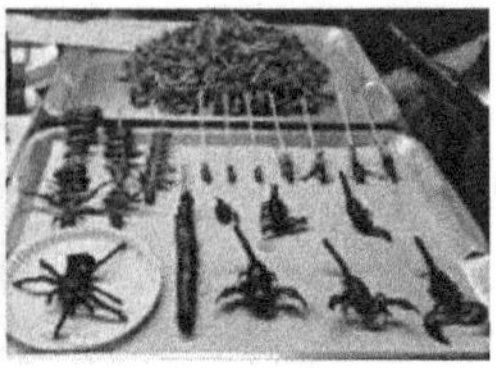
Insectes

Pour un aliment l'acceptation et le rejet sont aussi fonction des références culturelles, des habitudes alimentaires, des influences, des représentations. Les Français apprécient de consommer un plat d'escargots ou de foie gras. Ces mets seront généralement rejetés par les Allemands. Si la F.A.O. recommande la consommation d'insectes pour des raisons économiques, la consommation en Europe, en raison de son contexte culturel, a du mal à se développer contrairement en Afrique ou en Asie. La mobilité des personnes et le brassage des marchandises issus de toutes les régions du monde ont mélangé et modifié les goûts tout au long des siècles entraînant l'adaptation et la modification des pratiques alimentaires.

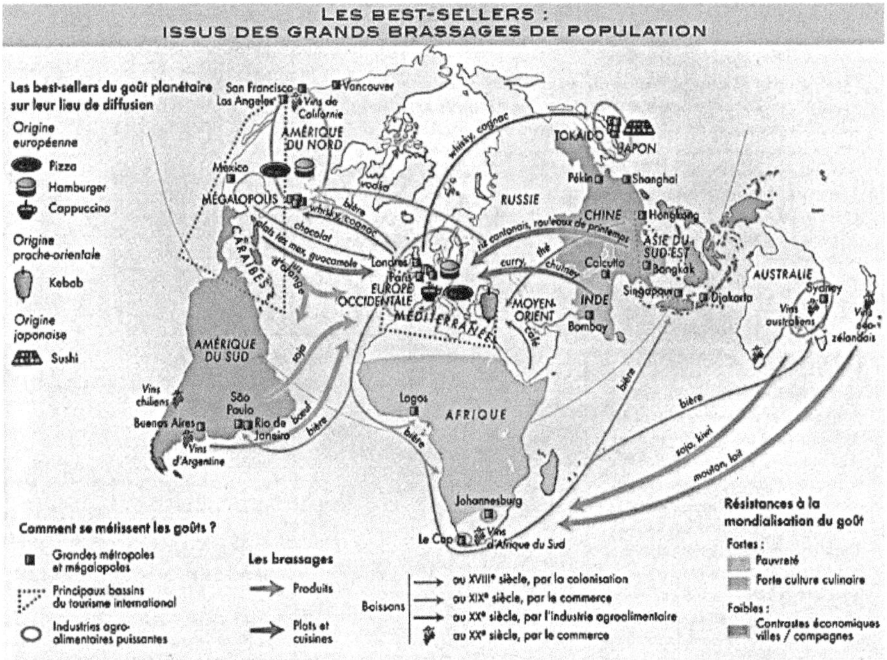

Source : Atlas mondial des cuisines et gastronomies - Gilles Fumey & Olivier Etcheverria

Les représentations et les choix nutritionnels, les motivations d'une consommation alimentaire et l'importance d'une éducation au goût s'avèrent un préalable indispensable pour transmettre la mémoire culinaire et mieux comprendre l'environnement *Bioculturel* dans lequel nous évoluons. L'importance croissante des produits élaborés par les industries agro-alimentaires, le développement de produits nouveaux toujours plus attrayants, les campagnes publicitaires promotionnelles nécessitent de la part de chacun une vigilance et un esprit critique. Si les restaurateurs, et en particulier les chefs étoilés, se tournent de plus en plus vers les produits du terroir et affichent leur intention de promouvoir auprès de leur clientèle des produits authentiques, frais, du terroir français, de même la restauration rapide est en augmentation sensible auprès des consommateurs qui y trouvent un gain en efficacité, rapidité, particulièrement les personnes seules, celles qui travaillent.

Comment alors, devant la standardisation des goûts des productions de l'agro-alimentaire, peut-on préparer le palais des enfants, futurs consommateurs, à apprécier au restaurant les produits *faits maison,* comme certains menus les revendiquent ? Comment, sans formation préalable, adapter rationnellement son alimentation et avoir un regard critique sur les informations publicitaires ?

Chapitre 4

Contrôle et réglementation

Pour l'ensemble de la population, l'insuffisance de connaissance des besoins du corps humain, de la composition des aliments et de leur intérêt, ne permet pas toujours une lecture et une compréhension suffisante de la lecture des étiquettes. L'évolution rapide de l'utilisation d'additifs par l'agro-alimentaire accentue encore la difficulté d'effectuer un choix adapté. Lors des achats, lire l'étiquette du produit est un préalable incontournable, mais le consommateur se trouve souvent devant des termes incompréhensibles. D'autre part, l'étiquetage est-il exhaustif, la mise en avant de certains constituants sont-ils informatifs ou publicitaires ?

L'Union européenne, mais également l'État français, ont élaboré les règles d'étiquetage des produits auxquelles doivent s'astreindre les distributeurs.

1. Les règles d'étiquetage des denrées alimentaires

Sources : economie.gouv.fr - DGCCRF[1] juillet 2020

1.1 L'étiquetage des denrées alimentaires préemballées

L'étiquetage doit faire figurer diverses informations qui renseignent objectivement le consommateur au moins en français et ne doit pas induire le consommateur en erreur (composition du produit, origine, etc.).

Mentions obligatoires

- la dénomination du produit

- la liste des ingrédients mis en œuvre par ordre d'importance pondérale décroissante (y compris les additifs et les arômes). Les ingrédients allergènes doivent être mis en gras ;

- la quantité de certains ingrédients, par exemple ceux mis en valeur sur l'étiquetage ou dans la dénomination du produit ;

[1] DGCCRF : Direction Générale de la Concurrence, de la consommation et de la Répression des Fraudes

- *la quantité nette du produit* en volume (produit liquide) ou masse (autres produits). Si le produit est présenté dans un liquide, l'indication du poids net égoutté ;
- *la Date Limite de Consommation (DLC)* pour les denrées périssables du point de vue microbiologique, exprimée sous la forme « à consommer jusqu'au… » ou, pour les autres produits ;
- *la Date de Durabilité Minimale (DDM),* exprimée sous la forme « à consommer de préférence avant … ». Celui-ci reste consommable après cette date. L'opérateur doit être identifié et implanté dans l'Union européenne ainsi que les coordonnées du centre d'emballage (EMB …). Le titre alcoométrique volumique doit être noté pour les boissons titrant plus de 1,2% d'alcool. Ces mentions doivent figurer en toutes lettres ;
- *le numéro du lot de fabrication,* (ex. : lot 0607), permettant la traçabilité ;
- *le mode d'emploi,* s'il est nécessaire et/ou les conditions de conservation ;
- *la déclaration nutritionnelle,* obligatoire depuis le 13 décembre 2016, sur Énergie, Matières grasses dont les acides gras saturés, Glucides dont les sucres, protéines, sel.

Le Nutri-Score informe sur la qualité nutritionnelle des denrées alimentaires mais se limite à l'apport énergétique, essentiellement à partir des sucres et des matières grasses mais sans autre paramètre sur l'intérêt de l'aliment, son mode production, la présence d'additifs. L'intérêt des fruits et légumes, des fibres, des protéines ne sont pas pris en compte. Le consommateur devra être vigilant lors de ses achats sur cette information très partielle.

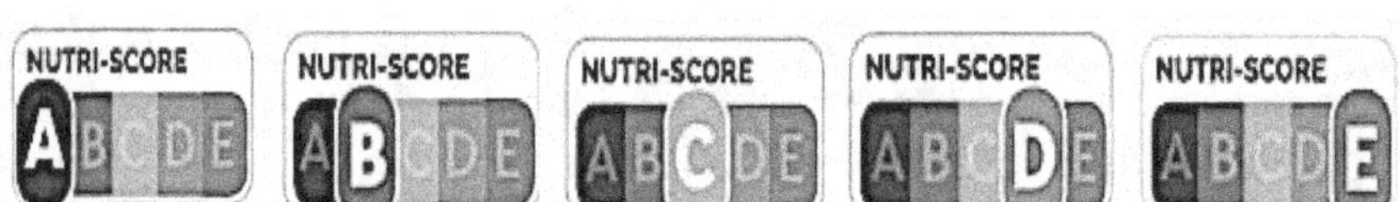

- *l'origine pour certaines denrées alimentaires.* Au cas particulier de la viande par exemple, l'indication de l'origine, les lieux d'élevage et d'abattage sont obligatoires pour les viandes préemballées des espèces porcine, ovine, caprine, ainsi que pour la volaille. Pour la viande bovine, les lieux de naissance, d'élevage et d'abattage doivent être mentionnés. A partir du 1er mars 2022, l'étiquetage imposé actuellement pour la viande bovine sera étendu à la volaille, les ovins et le porc servis hors domicile, cantines scolaires, d'entreprises, des hôpitaux et dans les restaurants. La mention de l'origine du lait est obligatoire lorsque la part de lait est égale ou supérieure à 50% de la denrée ;

- *l'origine de l'ingrédient primaire.* Depuis le 1er avril 2020, lorsque l'étiquetage fait apparaître l'origine d'une denrée alimentaire et que celle-ci diffère de celle de son ingrédient primaire (50 % ou plus), l'indication de l'origine de l'ingrédient en question devient obligatoire.

Autres mentions réglementées (« fermier » ou « biologique » par exemple) et les mentions ou expressions apposées à des fins de marketing, sous la responsabilité du fabricant. Ces dernières mentions, parmi lesquelles la mention « naturel » ou « sans conservateurs » par exemple, ne doivent pas être trompeuses pour le consommateur.

1.2 L'étiquetage des denrées alimentaires non préemballées

La notion de denrée alimentaire non préemballée recouvre les denrées alimentaires présentées sans emballage à la vente. Un écriteau doit être placé à proximité du produit en mentionnant :

- *la dénomination de vente* ;
- *la présence d'allergènes* (le cas échéant) ;
- *l'état physique du produit* (ex. décongelé) ;
- *pour la viande bovine,* le lieu de naissance, d'élevage et d'abattage. La mention de l'origine signifie que les lieux de naissance, d'élevage et d'abattage sont situés dans le même pays.

À partir du 1er mars 2022, les établissements proposant des repas pris sur place (cantines scolaires, d'entreprises, restaurants…) ou à emporter devront indiquer l'origine des viandes de volailles, porcs et moutons utilisés dans les menus, comme pour la viande de bœuf. Cette obligation concerne les viandes achetées crues, fraîches ou surgelées cuisinées par les restaurateurs, mais ne s'applique pas aux viandes déjà préparées. S'ils sont différents, le pays d'élevage et celui d'abattage devront être indiqués. S'ils sont identiques, seul le lieu d'origine sera précisé. Ces mentions seront portées à la connaissance du consommateur, de façon lisible et visible, par affichage, indication sur les cartes et menus, ou sur tout autre support selon le décret du 26 janvier 2022.

1.3 La vente à distance des denrées alimentaires préemballées. Les opérateurs du secteur alimentaire doivent fournir au consommateur les informations obligatoires précédemment citées, à l'exclusion de la DDM/DLC qui peut n'être fournie qu'au moment de la livraison, avant la conclusion de la vente à distance, puis à la livraison.

2. Les labels

Ils sont de plus en plus nombreux et il n'est pas toujours facile d'identifier leur intérêt.

2.1 Les labels officiels doivent respecter un cahier des charges précis sur la qualité de production et de fabrication. Ce sont des produits de qualité supérieure à la moyenne.

2.2 Les labels d'initiatives, regroupements, corporations Les cahiers des charges exigeants respectent la qualité des matières premières pour offrir des aliments refusant de nombreux additifs et les méthodes de transformation qui déstructurent les matières premières.

Des réseaux de défense des semences paysannes se développent pour imposer le droit des paysans à produire et à commercialiser leurs propres semences.

0% d'OGM ; ferme 100% bio ; alimentation animale 100% produite à la ferme 100% ; des ingrédients biologiques dans les produits transformés...

Certains produits indiquent « sans OGM » et l'apposition de < 0,9 % est généralement mentionnée. Depuis 2008, les OGM sont interdits à la culture commerciale en France et sont régis par une réglementation stricte.

2.3 Les labels régionaux et les médailles agricoles

Ils sont très différents dans leurs exigences et méritent d'être associés à un label officiel

2.4 Les indications marketing de certaines marques
Elles ne sont pas associées à la qualité des produits et l'origine et les intentions de l'attribution peuvent être mises en doute par le consommateur.

3. Classification des additifs

Dénomination		**Rôle**	**Exemples**
E100	Colorants	Colorent les aliments ou renforcent une coloration existante	E102 Tartrazine (1) E120 Cochenille (1) E140 Chlorophylle (3) E150 Caramel (3) E173 Aluminum (3)
E200	Conservateurs	Aident à mieux conserver les produits en empêchant la présence ou le développement de bactéries, de moisissures	E220 Anhydride sulfureux (1) E230 Biphényle (3) E251 Nitrate de sodium (1) E260 Acide acétique (3)

E300	Anti-oxygène	Empêchent ou réduisent l'oxydation des aliments : rancissement des matières grasses ou brunissement des fruits et légumes coupés	E300 Acide ascorbique(3) E321 Butylhydroxytoluène BHA/ BHT (1) E322 Lécithines (3) E330 Acide citrique (3) E334 Acide tartrique (2)
E400	Agents de texture	Émulsifiants, stabilisants, épaississants, (gélifiants) : ils améliorent la présentation et la tenue des aliments.	E400 Acide alginique (3) E401 Alginate de sodium (1) E403 Alginate d'ammonium (3) E405 Alginate de propane (2) E406 Agar-agar (3) E412 à 418 Gommes (1) E420 Sorbitol (1) E440 Pectine (3) E460 Cellulose (3)
E500	Correcteurs d'acidité	Diminuent l'acidité	E513 Acide sulfurique (3) E516 Sulfate de calcium (3)
E600	Exhausteur de goût	Renforcent le goût	E620 à 625 Glutamates (1)
E900	Enrobage		E901 Cire d'abeille (3)
E950	Édulcorants	Donnent une saveur sucrée	E951 Aspartame (1) E953 Isomalt (1) E954 Saccharine (2)
E1400	Amidon modifié		E1400 à E 1451 (3)

(1) : additifs pour lesquels des symptômes ont été observés chez l'homme suite à leur consommation.
(2) : additifs pour lesquels des effets toxiques ont pu être démontrés et qui ont donc donné lieu à une DJA (Dose Journalière Admissible).
(3) : additifs pour lesquels aucune toxicité n'a pu être démontrée.

La recherche en agro-alimentaire a permis la fabrication de composants artificiels, les additifs, qui leurrent nos récepteurs. La recherche s'accélère et les groupes industriels expérimentent la fabrication de composants artificiels piégeant nos récepteurs. En rajoutant certains arômes à un produit, on peut donner l'impression qu'il est plus sucré, alors que sa concentration en sucre n'a pas changé. Cette illusion est très utilisée dans l'industrie agro-alimentaire par exemple pour rendre un yaourt plus onctueux en y ajoutant des épaississants et des arômes sans augmenter la matière grasse, une glace à la fraise colorée artificiellement en rouge semblera plus appétissante à la vue.

Exemples de symptômes et d'effets des additifs

- Les colorants artificiels

Le jambon rose, les bonbons de multiples couleurs, les aliments sont plus appétissants grâce aux colorants. Mais des troubles ont été identifiés après leur absorption : maux de tête, troubles de la vision et hyperactivité chez les enfants.

- Un exhausteur de goût, le mono-glutamate de sodium

Cet additif alimentaire accentue le goût des aliments. Il est très utilisé dans les recettes asiatiques, mais aussi dans les plats préparés industriels. Des malaises peuvent apparaître après son absorption. C'est un perturbateur hormonal qui entraîne des addictions, élève le taux de glycémie qui favorise à terme le diabète. Des industriels ont pris conscience des risques et apposent maintenant sur l'emballage « sans exhausteur de goût ».

- Le nitrate de sodium

Cet additif permet une meilleure conservation des produits industriels charcuteries, viandes, poissons, fromages. Sa consommation doit être limitée car il serait à l'origine du développement de l'asthme, d'hypotension et de certains cancers dont le colorectal.

- Les édulcorants

Aspartame, sucralose, cyclamate, isomalt, neotame, saccharine, ces additifs sont utilisés pour remplacer les sucres, saccharose, fructose et donner un goût sucré aux aliments ou l'alléger sur le plan calorique. Ces édulcorants entraînent des maux de tête et seraient à l'origine de maladies neurodégénératrices : Alzheimer, Parkinson, Maladie de Charcot…

4. Les aliments transformés et les aliments ultra-transformés

Les aliments ultra-transformés (AUT) sont des produits industriels, contenant au moins cinq éléments qui peuvent être nocifs pour l'organisme s'ils sont consommés en grande quantité, essentiellement les additifs (colorants, exhausteurs de goût, conservateurs, émulsifiants, acidifiants…), mais aussi les graisses, le sel, le sucre…

4.1 La classification NOVA

Elle a été élaborée au Brésil et les aliments sont classés en 4 groupes.

- *1er groupe* : aliments frais ou peu transformés (légumes, fruits, lait, viande…) ;
- *2ème groupe* : ingrédients culinaires utilisés pour cuisiner les aliments du 1er groupe (huile, beurre, sel, sucre…) ;
- *3ème groupe* : aliments transformés pour allonger leur durée de conservation ou améliorer leurs qualités organoleptiques, et produits à partir des aliments des deux premiers groupes : fromages, fruits au sirop, conserves de légumes, pain... ;
- *4ème groupe* : aliments ultra-transformés, souvent à longue durée de vie et prêts à consommer (céréales pour petits déjeuners, barres chocolatées, snacks salés, sodas...).

Les repas rapides, le manque de temps pour cuisiner, la publicité, incitent les consommateurs à consommer des aliments ultra-transformés qui favorisent une importante consommation de graisses, sucres, sel, et limite les apports en vitamines, minéraux, protéines, mettant en danger leur santé. C'est le cas des produits industriels comme les sauces, les biscuits, les pâtisseries, les charcuteries…

4.2 La classification SIGA

Originaire du Brésil, elle complète la classification NOVA en intégrant davantage de critères et notamment l'évaluation des risques sur la santé. SIGA a donc souhaité distinguer plusieurs sous-groupes Pour les produits ultra-transformés des sous-groupes ont été rajoutés en tenant compte du nombre d'éléments rajoutés ainsi que les risques des inter actions entre les additifs. Un aliment contenant seulement un arôme naturel de fruit n'a pas le même effet que celui qui inclura un colorant, un texturant, un antioxydant…Lors des achats, il est important de choisir les produits qui contiennent pas ou peu d'additifs et bien sûr privilégier les produits bruts qui seront cuisinés.

5. Les produits biologiques

Le Règlement européen des produits "Bio" s'applique aux produits agricoles végétaux non transformés (légumes, céréales...), aux animaux d'élevage et aux produits d'animaux non transformés (lait, oeuf...) ainsi qu'aux produits destinés à l'alimentation humaine, composés essentiellement d'un ou plusieurs ingrédients d'origine végétale et/ou animale (pain, viande, fromage...) et aux aliments destinés aux animaux d'élevage. Les importations européennes ont droit au label "AB" dès lors qu'elles respectent la réglementation européenne. Le Cahier des Charges Français complète le Règlement Européen sur le mode de production et de préparation biologique des animaux et des produits animaux. Tous les acteurs français de cette filière doivent se conformer à ce cahier des charges. Pour les importations d'autres pays, il faut que les produits proviennent soit de pays dont la réglementation a été évaluée comme équivalente par la Commission, soit avoir obtenu une autorisation d'importation délivrée par le ministère compétent d'un État membre. Pour pouvoir bénéficier du label "AB" tous les intervenants de la chaîne de production d'un produit, le producteur mais également l'unité de transformation et de conditionnement, doit subir le contrôle et la certification d'un organisme agréé sur le territoire français. Il en existe actuellement six. En 2017, la Cour des comptes européenne a procédé à l'audition du système de contrôle des produits biologiques au sein de l'Union européenne. Si des progrès ont été réalisés depuis la dernière étude en 2012 les composants Bio se limitent souvent au lait et aux œufs. Des progrès restent à faire en matière de traçabilité. Le taux d'anomalie s'est élevé à 28 %. Les produits hors européens sont moins fiables. Le magazine *60 millions de consommateurs* a publié en 2019 une étude qui spécifie que les seuls produits labellisés bio auxquels on peut avoir confiance sont les fruits et légumes, particulièrement les pommes et les bananes. Il a été noté que dans des produits Bio tous les ingrédients ne le sont pas et ils peuvent être très infimes dans le produit (ex : eau Bio dans laquelle seul le jus de citron de 1,5 % est Bio). Les plats préparés Bio posent souvent problème et les composants Bio se limitent généralement au lait et aux œufs et de nombreux additifs (arômes, colorants, édulcorants...), produits chimiques, perturbateurs endocriniens sont présents dans les produits.

Nous sommes actuellement face à une industrialisation du Bio. L'objectif est de commercialiser un produit qui va plaire au plus grand nombre en étant aseptisé, bien emballé, au goût standardisé. La grande distribution ne se tourne pas assez vers les petits fabricants artisanaux, qui ne peuvent fournir de grandes quantités de denrées et doivent accepter des prix d'achat qui ne leur laisse pas de marges suffisantes. Ainsi ce sont les grands groupes industriels qui ont accaparé ce marché. Malgré la marque Bio, beaucoup de produits proviennent d'une agriculture biologique intensive, d'élevages démesurés. D'autre part, un certain nombre de produits biologiques provient de l'étranger où la réglementation n'est pas toujours suivie et suffisamment explicite. Le nouveau règlement européen (848/2018) sera applicable au 1er janvier 2022.

Il faut rappeler qu'un produit Vegan n'est pas biologique si le label bio n'est pas appliqué sur l'emballage. En interrogeant les acheteurs de ces produits la confusion est fréquente.

Concernant l'utilisation des insecticides, herbicides, fongicides, certains sont interdits, d'autres acceptés en agriculture biologique. Après des études de plusieurs années des effets indésirables peuvent parfois être observés entraînant leur suppression. Tel fut le cas du glyphosate, herbicide longtemps utilisé en agriculture biologique. En remplacement de nouveaux pesticides sont proposés car, contrairement à certaines idées reçues, des traitements de cultures existent en agriculture biologique. Ce ne sera qu'après plusieurs années d'utilisation que la toxicité pourra ou non être démontrée. Le consommateur doit être vigilant en lavant soigneusement les fruits et légumes Bio et même en les pelant.

C'est au consommateur de prendre les décisions qui lui permettront de ***manger Bio sainement*** :

- *en évitant les plats préparés Bio*, les copies de produits (faux steak, fausses saucisses ...) qui contiennent souvent de l'eau, des additifs, des graisses, trop de sel... ;
- *en recherchant les produits bruts*, non transformés, provenant de circuits courts connus ;
- *en cuisinant lui-même* le plus possible.

TROISIEME PARTIE

Transmettre le patrimoine alimentaire

Chapitre 1

La transmission

1. Les types de familles

Le sociologue de l'Université de Montréal Jacques Grand'Maison[1] a élaboré une classification des familles par types qui met en évidence leurs caractéristiques et les incidences sur leurs membres.

La famille traditionnelle, centrée sur la reproduction et la transmission, peu ouverte aux changements.

La famille moderne en recherche du bonheur ensemble, reproduisant le souhait pour leurs enfants de l'avenir qu'ils n'ont pas eu.

La famille fusionnelle qui fixe l'adulte à l'enfance dans une affectivité réciproque contrainte risquant de se terminer par une révolte de l'enfant pour imposer son identité.

La famille club limite le nombre d'enfants en mettant en avant ses droits propres entraînant une maturité précoce de l'enfant souvent mal vécue.

La famille cocon se replie sur elle-même, partage tout ce qu'elle pense être le meilleur modèle dans une promiscuité qui entraînera souvent l'explosion.

La famille PME[2] s'organise de façon rationnelle en fonction du temps et de l'argent qui aboutit parfois au démembrement.

Il s'agit de tendances avec des interactions évidentes entre les types proposés. Les fonctions qui sont dévolues à la famille sont multiples et très souvent imbriquées les unes dans les autres. Le rappel des fonctions de la famille et de l'évolution des modes familiaux permettra de mieux appréhender l'intérêt d'une préparation à tous ces actes si complexes de la vie quotidienne. S'y préparer ne semble pas négligeable pour mieux maîtriser ces domaines allant des préparations des repas à la gestion d'un budget, en passant par le choix d'un logement, l'organisation des loisirs de chacun des membres de la famille, la scolarisation et

[1]Jacques Grand'Maison, Vive la famille, Editions Fidès – Montréal – Canada – 1993
[22] PME : Petites et Moyennes Entreprises

l'éducation des enfants, la gestion des conflits… Toutes ces actions peuvent être classées dans trois rôles fondamentaux qu'assure la famille, un rôle biologique, un rôle économique et un rôle social.

2. Les fonctions de la famille

2.1 Rôle biologique de la famille

Depuis l'apparition de l'Homme sur la terre, la première finalité du couple a toujours été la procréation. Cependant, à partir du milieu des années 1960, et après la crise de 1968, trois changements majeurs sont intervenus dans la société occidentale, la pilule, la libération des mœurs et la recherche génétique. Il est donc indispensable de se poser les questions fondamentales inhérentes à ces nouvelles avancées. Quelles sont les conséquences de ces mouvements sur l'organisation des sociétés ? Quel est l'impact des politiques publiques sur une décision qui reste avant tout individuelle ? Certes l'une des finalités premières du couple restera toujours l'enfant, mais les évolutions scientifiques, la plus grande liberté en matière de sexualité, entraînent inévitablement de nouveaux modes de pensées et de fonctionnement dans la société. La contraception a contribué à dissocier la sexualité de la procréation. Les techniques de procréation médicalement assistée éloignent des rapports sexuels, voire s'affranchissent des règles de la reproduction sexuée. Selon les types de familles, les conséquences de ces avancées scientifiques seront différentes sur la fécondité et les choix de vie. Avec le recul de la mortalité post-natale de la mère et de l'enfant, la mort n'est plus aussi présente. Elle n'est acceptée que dans la vieillesse. L'enfant n'est plus subi, mais souhaité, choisi par le couple, voire la femme seule ou le couple homosexuel. Le mariage n'est plus incontournable pour concevoir. Les maternités tardives sont en hausse dans toute l'Europe occidentale et les naissances hors mariage se généralisent. Mais au-delà, le regard des parents et celui de la société toute entière façonnent les êtres dans leur intimité. L'évolution démographique n'est, en effet, jamais totalement étrangère aux évolutions sociologiques, et elle leur est parfois très étroitement liée. Le développement des moyens de transports de plus en plus rapides et performants a favorisé le brassage des populations et le mélange des cultures, posant le problème de l'intégration et de l'assimilation d'ethnies différentes au sein d'un pays. Le rapport à l'enfant est différent selon les cultures et la mobilité peut, par exemple, modifier la perception de la maternité et les taux de fécondité. L'ouverture au monde, à d'autres modes de pensée, l'affranchissement d'une morale rigide et l'éloignement des religions traditionnelles ont entraîné la diminution des mariages, l'augmentation des séparations et des divorces. De plus en plus des adultes prennent en charge et éduquent des enfants qui n'ont pas avec eux des liens du sang. Les familles monoparentales ou recomposées, les demi-frères, les demi-sœurs, les beaux-pères, les belles-mères ne sont plus l'exception. La notion de *famille* a considérablement évolué ces dernières décennies, mais les conditions de vie façonneront toujours l'enfant et l'adolescent qui en sont les membres à part entière.

Devant cette évolution, une information scientifique confiée à l'école, dénuée du poids des pratiques familiales, doit permettre au jeune de se positionner sans le regard des parents sur ses propres choix de vie, ainsi que sur leurs conséquences sur la fécondité.

2.2 Rôle économique de la famille

La démarche microéconomique qui consiste à analyser les choix économiques et sociaux des individus dans leur vie quotidienne, les instruments utilisés lorsqu'il s'agit d'étudier les comportements des ménages sont souvent méconnus. Il est temps d'affirmer et de prendre conscience que la famille est la première cellule économique d'une société. Les ménages consomment, produisent, importent, exportent dans des secteurs très diversifiés : alimentaire, hygiène, soins, vestimentaire, produits manufacturés, logement, services... Les ménages épargnent. Les études de l'INSEE montrent une corrélation très nette entre l'évolution du Produit Intérieur Brut (PIB) et la consommation des ménages qui représente 50% du PIB et des importations. Si la question peut toutefois se poser afin de savoir si c'est la consommation des ménages qui entraîne la croissance ou si la croissance entraîne la consommation des ménages, il n'en demeure pas moins que PIB et consommation des ménages restent liés. La gestion familiale a donc une importance capitale dans l'économie d'un pays. Les formations à la gestion du budget familial et aux choix de consommation s'avèrent donc indispensables au travers d'un enseignement d'Économie Domestique, d'autant que les familles doivent aussi affronter des difficultés de la vie qui impactent souvent le budget des ménages : le chômage, les naissances, le handicap, le vieillissement... Prôné par les publicités agressives, l'argent, symbole de pouvoir, tient une grande place dans notre société. Aussi il y a parfois des dérapages de la part des familles qui conduisent au surendettement. Pour préparer à cette gestion difficile mais incontournable pour chacun, qu'il soit célibataire ou ait fondé une famille, l'école doit mener une réflexion sur l'économie sociale, l'économie de l'éducation, l'économie solidaire, la place de la famille et de la santé dans l'économie générale. Il s'agit de tenter de faire mieux comprendre la façon dont sont prises les décisions à l'intérieur des familles, comment sont définies les priorités, notamment des dépenses, et de les corréler aux facteurs qui peuvent les influencer : milieu social, culture… Cette approche est au cœur de la question de l'égalité entre hommes et femmes, de la place de chacun, de l'influence des membres au sein de la famille lors des prises de décision.

2.3 Rôle social de la famille

Si le rôle biologique semble évident, la transmission des valeurs, la reproduction sociale selon Pierre Bourdieu, le choix du futur conjoint, les solidarités familiales, sont plus difficiles à cerner. Malgré les efforts menés par les politiques, tous partis confondus, on constate toujours que les enfants des catégories sociales privilégiées tendent à occuper à leur tour les mêmes catégories. Au 19ème siècle chez les agriculteurs et chez les artisans la transmission du patrimoine tenait une place importante. Aujourd'hui la démocratisation de l'école devrait offrir un accès plus large à l'ascension sociale, ce qui est loin d'être le cas, car si la famille transmet moins un patrimoine économique, elle n'en est pas moins le vecteur de son patrimoine culturel. Toutes les études montrent que les chances de réussite sont de nos jours encore liées aux catégories socio-professionnelles des parents. La famille transmet des manières de penser et de savoir-être aux enfants. Elle contribue ainsi très largement au conformisme et donc à la reproduction sociale. C'est particulièrement évident dans les familles de type traditionnel, fusionnel ou cocon. De plus, en raison de leur relation affective avec l'enfant, les parents sont, du moins dans la petite enfance, plus crédibles que l'école. Cependant, si cette relation n'existe pas ou s'érode, si les parents sont absents, s'ils ne s'entendent pas, ou s'ils sont séparés, cette éducation, devient beaucoup moins crédible pour l'enfant, voire sera rejetée faute de modèle stable. L'école aura d'autant plus toute sa place à jouer dans la socialisation. L'adolescence représente pour le jeune la période de recherche de sa personnalité, la découverte de sa propre vocation, la quête de sa place dans la société sur le plan social et professionnel. L'adolescent éprouve très souvent le besoin de s'opposer à l'autorité parentale qu'il imagine nécessaire pour conquérir son autonomie, se séparer de la sphère familiale. Les parents ne sont pas toujours préparés et disponibles pour aider leur enfant à trouver sa voie et construire ses propres valeurs. Sans repère, sans soutien, il est difficile au jeune de se projeter positivement dans l'avenir. Apprendre à donner et à recevoir, apprendre à obéir et à respecter, à exercer une liberté véritablement responsable, c'est le fondement même de l'éducation que l'école doit développer au travers d'activités liées à la vie familiale. Nous l'avons vu précédemment, l'évolution des relations sociales, la notion de couple, les relations hommes/femmes ont évolué considérablement en France au 20ème siècle et 21ème siècle, permettant à chaque être humain plus d'autonomie dans les prises de décision, mais bouleversant les relations familiales. Pour autant, certaines classes sociales, l'arrivée d'émigrés véhiculant d'autres cultures, n'ont pas totalement, loin s'en faut, gommé le *machisme*, c'est-à-dire la supériorité abusive des hommes qui humilient les femmes et entravent le développement de relations familiales harmonieuses. Cette évolution avait également marqué la fin de la cohabitation traditionnelle des générations mais avec les problèmes économiques, les difficultés d'entrer dans la vie active, les jeunes restent plus tardivement chez leurs parents. La solidarité familiale réapparaît progressivement allant même jusqu'à développer des solidarités grands-parents/petits-enfants lorsque les conditions économiques des parents ne leur permettent pas d'assurer une aide aux enfants. Difficile, dans ce cas pour l'enfant, de se situer, de retrouver les valeurs de base d'une cellule familiale stable. Les enfants, les adolescents en perte de repères ont du mal à se projeter dans l'avenir. Sans but, ils ne voient plus l'intérêt de faire des efforts, de supporter les contraintes d'une formation, d'accepter les règles et les limites sociales. On assiste à une détresse de l'enfant, de l'adolescent, aux phénomènes de violence dont les professeurs doivent prendre conscience pour élaborer des stratégies pédagogiques adaptées. Les parents, submergés par les difficultés professionnelles, économiques, l'instabilité de leur couple, se tournent vers l'École pour qu'elle assure un rôle éducatif à côté de l'instruction. Mais les savoirs enseignés à l'école répondent-ils à cette attente ? Sont-ils complémentaires de ceux assurés dans les familles ? Sont-ils proches des valeurs familiales ou opposés aux conceptions de la famille ? Les professeurs sont-ils formés et prêts à prendre en charge cette nouvelle demande ? D'autre part, l'école est trop souvent uniquement perçue comme l'instance de préparation à l'insertion professionnelle. Est-ce suffisant dans l'instabilité actuelle de la notion de *métier pour la vie* ? C'est tout l'enjeu d'un enseignement qui prenne en compte une formation préparant également à la vie quotidienne, accompagnant l'élève vers l'autonomie et la prise en charge de nouvelles responsabilités, sans le heurter, en reconnaissant ses problèmes et plus globalement ceux de la société dans laquelle il évolue et ultérieurement y prendre des responsabilités. N'est-ce pas l'un des rôles fondamentaux de l'école qui permet de lutter contre les inégalités ?

Une autre composante du rôle social de la famille est la solidarité entre les générations particulièrement lors des moments difficiles de la vie, maladie, deuil, chômage. Nous avons vu que ces périodes ont une incidence économique. Elles ont aussi un impact sur les liens familiaux qui vont se resserrer ou se distendre en fonction de la capacité de chacun à analyser et faire face aux situations. L'État, par des mesures incitatives (maintien à domicile de personnes en baisse d'autonomie), tente de remobiliser les proches, mais sont-ils sensibilisés, préparés à affronter ces réalités ?

Chapitre 2

Informer et Transmettre

La transmission de la mémoire culinaire domestique, traditionnellement réservée aux femmes, ne pouvant se faire en raison de la suppression des formations scolaires en France, nombres de personnes se sont retrouvées en difficulté. Ce constat a été largement exacerbé par la Covid-19. La transmission familiale n'est plus une tradition depuis le développement du travail chez les femmes, la cellule familiale restreinte à un couple et ses enfants, voire à un seul parent et les enfants, l'absence de proximité avec les grands-parents. De fait, transmettre la mémoire culinaire ne peut plus être réservé uniquement à la sphère familiale. En France la suppression en milieu scolaire de l'Économie Domestique ne permet plus à chaque élève de développer les compétences spécifiques aux cours de cuisine, à l'hygiène, à la santé, à la gestion du budget, indispensables pour les actes de la vie quotidienne.

Transmettre *le patrimoine culinaire*, terme très souvent employé, ou *la mémoire culinaire* ? Le géographe Vincent Veschambre définit le patrimoine comme « les héritages matériels et immatériels reconnus par les sociétés afin d'être transmis aux générations futures[1] ». L'historien Pierre Nora appréhende la mémoire collective comme « le souvenir ou l'ensemble de souvenirs, conscients ou non, d'une expérience vécue et/ou mythifiée par une collectivité vivant de l'identité de laquelle le passé fait partie intégrante[2] ». Dans cet ouvrage, le choix a été de privilégier la mémoire, plus individuelle et personnelle que chacun va reconstruire progressivement, partager socialement et à son tour transmettre. Mais cette mémoire va devenir très vite un patrimoine ultérieur.

Le développement de la Covid-19 a bouleversé les pratiques et mis en évidence les difficultés à résoudre les problèmes d'hygiène et d'alimentation, en raison bien sûr des repas plus fréquents à prévoir au

---

[1] Veschambre, Vincent, « Patrimoine : un objet révélateur des évolutions de la géographie et de sa place dans les sciences sociales », in Annales de Géographie n° 656, Paris, Armand Colin, 2007/4, p. 362

[2] Nora, Pierre, « Mémoire collective », in Le Goff, Chartier, Revel (dir.), La Nouvelle Histoire, Paris, CEPL, 1978, pp. 398-401

domicile. De nouvelles questions se posent devant ce bouleversement alimentaire accentué par l'arrivée de cette pandémie mondiale :

- *Comment confectionner des repas à moindre coût tout en répondant aux besoins de l'organisme ?*
- *Les produits transformés, issus de l'industrie agro-alimentaire, répondent-ils aux attentes des consommateurs ?*
- *Faut-il privilégier les produits de proximité, locaux, de saison ?*

La publicité, sous couvert d'informations pseudo-scientifiques, risque de détourner certains consommateurs des informations de la qualité intrinsèque des produits qu'ils achètent : les produits allégés, l'engouement momentané des probiotiques qui ont cédé la place aux produits sans gluten… Le paradoxe des régimes sans gluten est l'un des exemples de l'insuffisance d'information des consommateurs et de la place prépondérante du marketing quand seulement 1% de la population est allergique[1].

1. Des initiatives contribuent à maintenir notre mémoire culinaire

1.1 Le « Fait maison » affiché par les restaurateurs

L'apposition de ce logo impose que le restaurateur utilise des produits bruts, crus qui n'ont subi aucune transformation avant leur utilisation pour le plat qu'il va confectionner.

Il s'agit de préparer directement le produit comme à la maison et de donner confiance au client par l'affichage.

1.2 Les paniers des producteurs locaux, les AMAP[2], les labels…
C'est une action visant à défendre les circuits courts basée sur la connaissance et la confiance réciproque entre le consommateur et l'agriculteur qui assure la distribution de produits frais et de bonne qualité à partir d'une production saine et respectueuse. Contrairement à la grande distribution l'absence d'intermédiaire réduit le coût pour le consommateur et augmente la rétribution de l'agriculteur.

---

[1] Site internet de l'Association Française des Intolérants au Gluten (www.afdiag.fr), consulté le 15/01/2017

[2] Association pour le Maintien de l'Agriculture Paysanne

1.3 La « Fête de la gastronomie »

La thématique choisie en 2016 avait mis en avant le terroir et le patrimoine culinaire des Français. « Elle est placée sous le signe de la convivialité, du partage et de la créativité. Les cuisines populaires appartiennent à tous, c'est la cuisine de tous les jours ![1] ». En 2018, c'est le repas gastronomique des français qui figure au patrimoine culturel immatériel de l'humanité qui a été mis à l'honneur. Des ateliers, des dîners, des marchés, des animations et des rencontres avec les producteurs pour un week-end gourmand et plein de saveurs !
N'ayant pu avoir lieu en 2020 et 2021 en raison de la Covid-19, elle est prévue le 24 septembre 2022.

1.4 « Bon, ramène tes parents »

C'est le salon de l'alimentation et de la gastronomie pour les enfants, qui a eu lieu à Villejuif en 1994. Un rendez-vous grand public annuel pour découvrir le domaine de la gastronomie et s'initier au *bon et bien manger.* Partant du principe que les enfants apprennent par le geste, le festival est un parcours ludique et pédagogique pour les inviter à goûter et à faire eux-mêmes. L'objectif est la prévention du surpoids et de l'obésité infantile. Le festival est une exposition avec des ateliers culinaires pour les enfants, un marché d'activités ludiques en présence de Meilleurs Ouvriers de France de la restauration et des métiers de l'alimentation.

1.5 La journée du goût

La première Journée du Goût a eu lieu à Paris en 1990. Elle a été initiée par les industriels français du secteur du sucre en partenariat avec le journaliste culinaire Jean-Luc Petitrenaud. C'est la période où les édulcorants sont introduits dans les aliments par l'agro-alimentaire et les produits *light* mis en évidence sur les étiquettes. L'objectif affiché est d'initier les consommateurs et plus particulièrement les enfants aux goûts des aliments. La *Journée du goût* devient progressivement la *Semaine du Goût* et s'étend à l'ensemble de la France à partir de 1994. En 2003, Les ministères de l'Agriculture et de l'Éducation nationale deviennent partenaires de l'événement. Les objectifs actuels sont plus ambitieux et intègrent les comportements alimentaires vis à vis des produits, du goût, du patrimoine culturel, ainsi que l'intervention des

---

[1] www.economie.gouv.fr/fete-gastronomie/cuisines-populaires-theme-fete-gastronomie-2016

professionnels de la restauration dans les classes. De nombreux secteurs y participent : restauration commerciale, collective, lycées hôteliers, artisans des métiers de bouche… Cependant il est à noter que les principaux partenaires restent les grandes entreprises de l'agro-alimentaire (Auchan, Nestlé, Picard, Nespresso…), le CNIEL et le lancement du label *« Approuvé par les enfants »* en 2013 apposé sur leurs produits, interroge sur l'objectivité et son utilisation lors de la semaine du goût.
Malgré les intentions affichées, l'intérêt général prime-t-il réellement lors de la *« Semaine du Goût® »* ? Festive et ludique, cette action a séduit les Français. Il ne s'agit pas de remettre en cause la volonté des collectivités publiques s'impliquant dans la Semaine du Goût® et des nombreux restaurateurs locaux à œuvrer dans l'intérêt de tous, mais qu'en est-il du rôle des industries alimentaires, quelles sont leurs véritables intentions ? La question reste ouverte.

Il est indispensable de repenser la transmission des actes de la vie quotidienne dès l'école en partant de l'étude des besoins du corps humain pour élaborer les bases d'une alimentation rationnelle, réfléchie sur les comportements alimentaires à risques et contribuant à préserver son capital santé. Le cours de cuisine amène à respecter des protocoles sanitaires et des règles d'hygiène indispensables pour protéger les consommateurs familiaux, les clients des structures collectives et des restaurants sans oublier les notions de coût et de gestion des budgets. Seule une formation scolaire adaptée à chaque étape des enseignements, appuyée sur les fondamentaux scientifiques, répondra aux besoins qui ont été exprimés lors de la pandémie. Une prise de conscience qui doit faire réagir pour que des décisions politiques voient enfin le jour.

L'Économie Domestique, présente dans de nombreux pays, est une formation plus globale qui développe tous les besoins essentiels de la vie quotidienne allant de se vêtir à se nourrir en préservant sa santé jusqu'à l'éducation des enfants dans le foyer et devrait reprendre sa place au cours de la scolarité de tous les élèves français.

2. L'éducation en alimentation

Lors de la pandémie de la Covid-19, un terme a été souvent utilisé *essentiel.* Cette période difficile a permis de classer les actes essentiels, les commerces essentiels. Il est aussi fréquemment utilisé dans l'élaboration des programmes, associé aux matières. Si les disciplines telles que le français, les mathématiques, la physique, l'histoire-géographie, les langues, l'enseignement scientifique, l'enseignement moral et civique, l'éducation physique et sportive sont reconnues comme disciplines essentielles et proposées dans tous les cursus, le terme de non essentiel pourrait s'appliquer aux enseignements optionnels, notamment les arts. Que dire de l'alimentation et de la santé non exprimées et abordées parfois de manière diffuse dans les programmes plutôt scientifiques alors que ce sont des préoccupations quotidiennes de chacun trop souvent sans informations préalables. Il est indispensable de proposer dès le plus jeune âge et tout au long de la scolarité des activités pratiques et des formations en alimentation associées obligatoirement à l'hygiène personnelle et alimentaire.

2.1 Les structures Petite Enfance

En crèche les enfants sont accueillis dès 2 mois jusqu'à 3 ans. De nombreuses activités sont proposées, et dans certaines crèches des préparations de cuisine dès l'âge de 1 an, notamment la confection de préparations simples pour le goûter ou des gâteaux d'anniversaire. L'observation, le choix des denrées, la préparation, la mise en cuisson par un adulte, le démoulage, sans oublier la décoration et les bougies, permettent à l'enfant de partager un acte de la vie quotidienne. La dégustation avec l'ensemble du groupe est une joie partagée qui s'affiche sur le visage des enfants et sera racontée le soir aux parents avec de savoureux détails. Cette première approche est importante pour sensibiliser ces jeunes mangeurs à l'hygiène, à la diversité des produits alimentaires, au développement des sens, la vue, le toucher, l'ouïe, l'odorat et le goût. Ces activités permettent également au jeune enfant une première approche ludique de la socialisation.

2.2 L'école Maternelle

C'est le premier contact de l'enfant avec l'école. Il s'avère parfois difficile, même traumatisant mais cette étape permet à l'enfant de découvrir l'autre et c'est pour lui le début de la socialisation. Le jeune enfant découvre des règles différentes de celles appliquées dans la famille ainsi que les nouvelles activités qui lui sont proposées. Dans la période actuelle du développement de la Covid-19, il est appelé à respecter des règles sanitaires strictes et imposées, d'être entouré d'enseignants masqués. L'absence de la vision de l'ensemble du visage gêne l'enfant dans la compréhension des expressions et de l'articulation des sons. Cependant il est à noter que l'enfant accepte relativement bien ces contraintes en classe, mais plus difficilement à la cantine. Les enfants de maternelle, voire de crèche, proposent parfois d'emblée de *« porter un masque comme les grands »*. Une adaptation dont est capable le jeune enfant par mimétisme. Une information des parents par les enseignants sur les activités scolaires est indispensable dans le contexte actuel et permettra à l'enfant d'acquérir des repères et d'entamer des échanges d'informations entre l'école et la maison. Le choix des activités doit prendre en compte ce constat auquel les enfants sont confrontés mais aussi les adultes qui n'avaient pas d'expérience antérieure ni de formation. L'alimentation avec les goûters, le repas à la cantine, est un privilège pour l'aborder avec les enfants. Dès le plus jeune âge la découverte du goût est fondamentale. Apprendre à goûter, c'est permettre aux jeunes enfants de ressentir des sensations, découvrir les mots pour le dire avec toutes les nuances de la langue française. L'initiation à différentes saveurs, les couleurs de divers aliments, les épices, doivent permettre aux jeunes enfants d'appréhender le goût de manière ludique à partir de préparations simples partagées ensemble lors du goûter[1]. La connaissance des fruits et des légumes par leurs noms et leurs utilisations permettra à l'enfant de les comparer mais aussi de développer sa curiosité et de diversifier son vocabulaire.

Si certains enfants ont eu au sein de leur famille une approche diversifiée des aliments, d'autres n'en ont pas bénéficié en consommant prioritairement des produits aux goûts standardisés issus des modifications par l'industrie agro-alimentaire. L'école va leur permettre de nouvelles découvertes en développant leurs sens. La présence des parents dans les activités, le *faire et partager ensemble,* facilite l'échange entre les enseignants, la famille et l'enfant. L'intervention de professionnels de proximité est souhaitable, du secteur de l'alimentation (boulangers, pâtissiers…), de la restauration, des producteurs... C'est pour le jeune enfant une première connaissance de son environnement et la découverte de métiers essentiels au fonctionnement de la vie sociale. Il faudrait éviter que les actions concernant l'alimentation ne soient que ponctuelles, l'idéal étant de mettre en place dans le projet d'école un volet *alimentation et hygiène* qui se poursuive sur l'ensemble de l'année scolaire.

---

[1] Stengel Kilien, Enseigner l'alimentation, un projet de société – nHarmattan Paris – 2017

2.3 L'école Élémentaire

L'entrée au Cours préparatoire (CP) marque une évolution importante chez l'enfant. C'est la découverte de lui-même, de ses sentiments et une période d'observation et de questionnement sur son environnement. C'est l'âge où l'enfant observe, comprend les phénomènes en manipulant. « *Mettre la main à la pâte* »[1] est essentiel pour l'enfant dans tous les domaines en stimulant sa curiosité pour le monde qui l'entoure.

Les préparations culinaires simples permettront de découvrir des aliments différents, diversifieront le goût en utilisant tous les sens, mais elles permettront aussi à l'enfant de s'initier au travail de groupe, au partage des tâches, à l'évaluation des mets confectionnés ensemble dans le respect de l'autre. La présence de partenaires extérieurs (cuisinier, producteur local…), les visites (ferme, boulanger…), aideront le jeune enfant à mieux comprendre la chaîne alimentaire et découvrir des métiers indispensables au fonctionnement de la société. La réalisation d'un potager dans l'école donnera à l'enfant l'occasion d'observer la nature, d'attendre patiemment la croissance des plantes, de réaliser la cueillette, d'effectuer des recettes et de partager avec ses camarades la dégustation du produit connu ou découvert. Bien sûr il serait indispensable de bénéficier d'une cuisine dans l'école pour réaliser des préparations, mais en l'absence de locaux adaptés, des partenariats sont possibles en liaison avec les équipements de salles communales ou du périscolaire. Une utilisation en groupes adaptés aux locaux peut permettre des activités pratiques simples permettant leur partage avec l'ensemble de la classe. Ce moment essentiel permettra à l'enfant de s'exprimer sur son ressenti mais aussi d'écouter les avis des autres, de les respecter et d'entamer un dialogue pour justifier ses choix ultérieurs.

2.4 Le Collège

C'est la période de l'adolescence et donc de grands changements. Le corps des adolescents évolue rapidement entraînant selon les jeunes un mal être ou une impression de puissance. Leur besoin alimentaire, particulièrement en énergie, est extrêmement important. Cette période permet d'aborder l'alimentation de manière concrète. En se retrouvant autour de la table, les élèves mélangent leurs cultures et découvrent ainsi les saveurs de divers pays. C'est au travers de réalisations

---

[1] Georges Charpak, prix Nobel de Physique, La main à la pâte initiative en 1996 – Fondation en 2011

concrètes, que l'adolescent apprendra à vivre en groupe en partageant des tâches communes, en découvrant des civilisations différentes, de nouveaux modes de consommation. En l'absence de cours spécifique d'Économie Domestique la complémentarité des disciplines est indispensable.

Certains établissements ont intégré l'alimentation dans un projet annuel. Il serait indispensable d'y adjoindre l'hygiène dont les contenus sont transmissibles à tous les actes de la vie quotidienne. Les adolescents sont moins réceptifs et sont en recherche de leur autonomie. Ils sont souvent enclins à se rebeller, ce que l'on peut constater pendant cette période de la Covid-19 au moment de la sortie des cours : masque enlevé, embrassades, échanges sans distanciation. L'application des règles strictes en cuisine expliquées à partir des notions scientifiques doit progressivement leur faire prendre conscience de leur intérêt et amener une adhésion réfléchie. C'est aussi l'âge de la recherche sur leur projet professionnel à partir de l'orientation et le choix des matières à approfondir. La liaison avec le restaurant scolaire est riche de découverte des métiers si elle allie aussi les fournisseurs. Toutes les disciplines peuvent être impliquées en complémentarité dans un projet annuel concernant l'alimentation et l'hygiène, La suppression des cuisines dans les années 80 du siècle dernier rend plus difficile les activités pratiques, sauf dans les collèges ayant maintenu les SEGPA[1]. D'autre part, plusieurs collèges ont intégré l'équipe de cuisine dans le projet en permettant aux élèves de bénéficier d'activités pratiques au sein de la cuisine collective.

2.5 Le Lycée

C'est le lieu et l'âge auxquels il faut aborder les notions plus vastes que le savoir-faire dans les activités pratiques de cuisine. Le partage des préparations au restaurant scolaire, les cours de géographie donneront à l'élève l'occasion de découvrir le monde au travers des comportements alimentaires selon les régions, les pays. C'est la période où l'élève sera réceptif à une approche globale de l'Economie Domestique prenant en compte le budget, les risques pour la santé, le développement durable, la gestion des déchets. La prise en compte de la faim dans le monde et les difficultés dans nos pays occidentaux d'assurer le minimum vital pour les populations précaires devront faire partie des réflexions menées avec les professeurs. Le grand adolescent

---

[1] SEGPA : Section d'Enseignement Général et Professionnel Adapté

prend conscience qu'il s'achemine vers la prise des responsabilités qu'il sera amené à assumer, notamment dans l'implication associative et bien sûr par son droit de vote à la fin du lycée. Le jeune adulte prendra conscience de l'importance des autres et des problèmes de société. Jean-Pierre Poulain[1] dans sa thèse souligne l'importance de privilégier l'initiation pour l'enfant car « L'apprentissage de la nutrition ne suffit pas pour avoir une bonne alimentation, il faut aussi acquérir les goûts et le plaisir de manger. Comme spontanément l'enfant n'aime pas l'amertume et qu'il est par nature très méfiant vis-à-vis de la nouveauté alimentaire, il n'aura aucune chance de l'apprécier sans initiation ». Une culture du goût et surtout de la diversité des goûts ne peut donc s'acquérir sans un apprentissage. Plus il sera multiple, plus se développera le plaisir de manger. Pour l'enfant il est certes souhaitable que l'apprentissage se fasse au sein de la famille, mais l'école a une place complémentaire dans cet apprentissage et pourrait sans aucun doute apporter une plus grande différenciation du goût lors de séances spécifiques de dégustations comparatives en classe et au cours des prises de repas dans les restaurants scolaires.

L'évolution des programmes a morcelé les contenus, ce qui a eu pour conséquence de déstructurer l'enseignement de l'alimentation en tant que tel. La prise en compte de situations globales avec toutes leurs composantes donne du sens à cette discipline que ne peut satisfaire une spécialisation ou la fragmentation des domaines. Un travail d'équipe interdisciplinaire est indispensable pour assurer une réussite des objectifs de formation. Cette difficulté d'approche ne doit cependant pas faire reculer la mise en place d'ateliers de cuisine après une indispensable réflexion sur les problèmes inhérents à la cellule familiale, aux rapports sociaux, économiques, et politiques.

3. Le public adulte

3.1 Les sources d'information

Avec la suppression de l'Économie Familiale en 1982, de nombreuses notions antérieurement acquises ne sont plus connues des dernières générations. De ce fait, l'absence de connaissances théoriques et pratiques ne permettent pas de transmission efficace aux enfants qui,

---

[1]Poulain Jean-Pierre, Thèse : Anthroposociologie de la cuisine et les manières de table – Paris – 1985

devenus adultes, sont en recherche d'informations sur l'alimentation. Si les sources sont diverses, il est difficile d'en définir la crédibilité dans le mélange des notions scientifiques difficiles à comprendre et les publicités incitatives à la consommation. Il peut paraître étonnant que la clientèle du médecin ne s'adresse pas majoritairement à lui pour des conseils alimentaires. Mais, comme le souligne Diana Carderas, « Les médecins sont d'accord sur l'importance de la nutrition dans leur pratique médicale, mais qu'ils ne se sentent pas à l'aise ni bien préparés pour fournir des conseils en nutrition à leurs patients ».

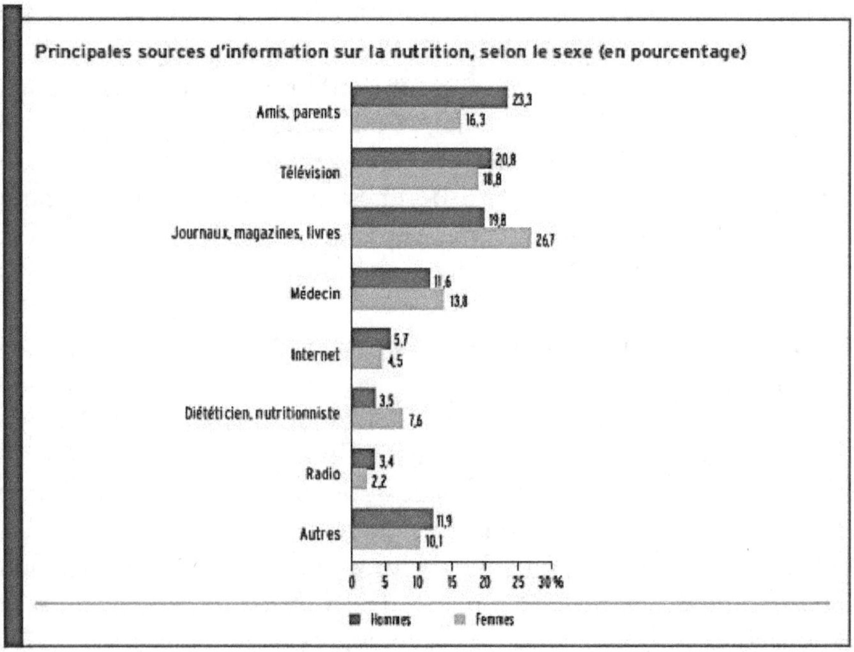

Source : Thèse de Diana Cardenas[1]

Claire Marchand, dans la conclusion de sa thèse[2] rappelle que « La position sociale du médecin dans la société, l'amena naturellement à se préoccuper de l'alimentation. Les médecins dont j'ai étudié le discours et les actes, ont profité de la Révolution médicale et du grand mouvement hygiéniste pour faire avancer la science nutritionnelle,

---

[1] Cardenas Diana, La nutrition en médecine – Université de Franche-Comté – 2016

[2] Marchand Claire, Le médecin et l'alimentation – Principes de nutrition et recommandations alimentaires en France (1887-1940) – Université François Rabelais – Tours – 2014

étudier les comportements alimentaires, et mettre en place un certain nombre d'actions de réforme alimentaire. Ces pionniers comprirent que l'alimentation pouvait devenir un moyen de rendre la société plus forte. Il ne s'agissait plus de lutter contre la famine et la pénurie, il fallait dorénavant contrôler cette nouvelle abondance alimentaire. Ces médecins firent de la femme, le relais de leur politique sanitaire. Plus que lui inculquer des valeurs, ils essayèrent de la façonner à leur image et la responsabilisèrent. En contrôlant l'alimentation de leurs maris et de leurs enfants, elles seraient les garantes sanitaires de la société. Ces médecins donnèrent à l'alimentation, non seulement une place importante dans la pratique médicale, mais surtout firent d'elle un sujet hautement politique et social ».

Après la Deuxième Guerre mondiale les médecins, préoccupés par l'urgence médicale, ont ignoré l'intérêt antérieurement porté à l'alimentation. Il est regrettable que la nutrition, bien que reconnue depuis 1988 au niveau universitaire, ne le soit pas par l'Ordre des Médecins. Pendant leurs études, à l'exception des médecins nutritionnistes, l'approfondissement des questions d'alimentation reste une démarche volontaire pour les médecins. En fin de parcours un médecin aura eu seulement une vingtaine d'heures de formation. C'est au début des années 1980 que le Docteur Georges Péquignot[1] a élaboré avec un groupe de travail une proposition minimale de formation en alimentation à destination des étudiants en médecine. Avec une formation plus importante, un généraliste, le médecin de famille, ne serait-il pas le meilleur conseiller de ses patients ?

3.2 Proposition d'une formation adaptée aux adultes

Les adultes sont confrontés à de multiples secteurs de la Vie quotidienne. Outre le travail, il y a la gestion globale tout au long de la vie de la partie domestique : l'alimentation, la santé et l'hygiène mais aussi l'habillement, l'entretien des différents locaux, la gestion du temps libre, des loisirs, des enfants, des proches …

L'arrivée de la Covid-19, massive et mondiale, a déstabilisé les individus, gommant sans distinction les habitudes, diminuant pour certains notablement les ressources par perte de leur travail ou le passage au chômage total ou partiel. Se retrouver chez soi à devoir assurer particulièrement la gestion des repas y compris ceux des enfants

[1] Georges Péquignot (1921-2017), a succédé en 1959 à Jean Trémolière à la direction de la section nutrition de l'INSERM

privés de cantine scolaire a entraîné beaucoup d'interrogations dans les familles. L'urgence d'une formation s'est très vite imposée : Comment faire ? Que choisir ? Cuisiner au moindre coût ?

Une formation à destination des adultes ne peut que se concevoir avec des modules qui seront choisis en fonction des préoccupations immédiates du postulant ou pour répondre à des questionnements individuels.

3.3 Proposition de modules dans le cadre des formations en Économie Domestique et la Gestion globale de la vie quotidienne

Besoins du corps humain

Alimentation et santé

Hygiène

- Règles d'hygiène
- Soins d'urgence : coupure, brûlure …

Cuisine

- Vocabulaire culinaire
- Techniques de fabrication
- Recettes simples à réaliser
- Utilisation des restes, des épluchures, des eaux de cuisson, du pain dur …
- Compréhension des étiquettes, des messages publicitaires…

Entretien des locaux

- Utilisation du matériel et des appareils
- Techniques de rangement du matériel et des produits
- Techniques d'entretien du matériel et des locaux
- Emploi des produits d'entretien

Textiles

- Lavage et repassage des vêtements et linge de maison
- Entretien des différents textiles
- Utilisation d'une machine à coudre
- Raccommodage et remaillage
- Détachage
- Travaux d'aiguilles : couture, tricot, crochet
- Réalisations simples

Chapitre 3

Enseigner l'alimentation

Que ce soit auprès d'élèves scolarisés ou dans les actions de formation continue des adultes, il est indispensable que le formateur mette en place un climat de confiance au sein groupe pour favoriser l'expression de chacun. Pour atteindre son objectif le formateur devra tenir compte du passé de l'apprenant, de ses habitudes, de ses problèmes. La période actuelle et difficile de la Covid-19 a entraîné des modifications sur les habitudes, sur le budget consacré. La prise en compte est absolument nécessaire pour permettre l'adhésion de l'apprenant et la formation d'un groupe capable d'échanger et de proposer spontanément des améliorations à leur mode de vie.

1. Les conditions nécessaires pour assurer une formation en Économie Domestique

1.1 Les connaissances indispensables du formateur

Les compétences doivent être maitrisées par le formateur dans trois grands secteurs : les connaissances scientifiques, la psycho-sociologie, la pédagogie. Elles permettront de définir les bases du référentiel de formation :

- Agir en tant que promoteur de la santé
- Favoriser la socialisation des apprenants
- S'approprier les savoirs et les outils méthodologiques de la recherche
- Porter un esprit critique sur les données recueillies
- Créer dans le groupe un climat favorable à l'apprentissage
- Faire acquérir des connaissances et des compétences permettant de développer un esprit critique chez l'apprenant
- Valoriser les projets interdisciplinaires
- Proposer des démarches pédagogiques motivantes et innovantes
- Avoir une attitude réflexible sur ses pratiques

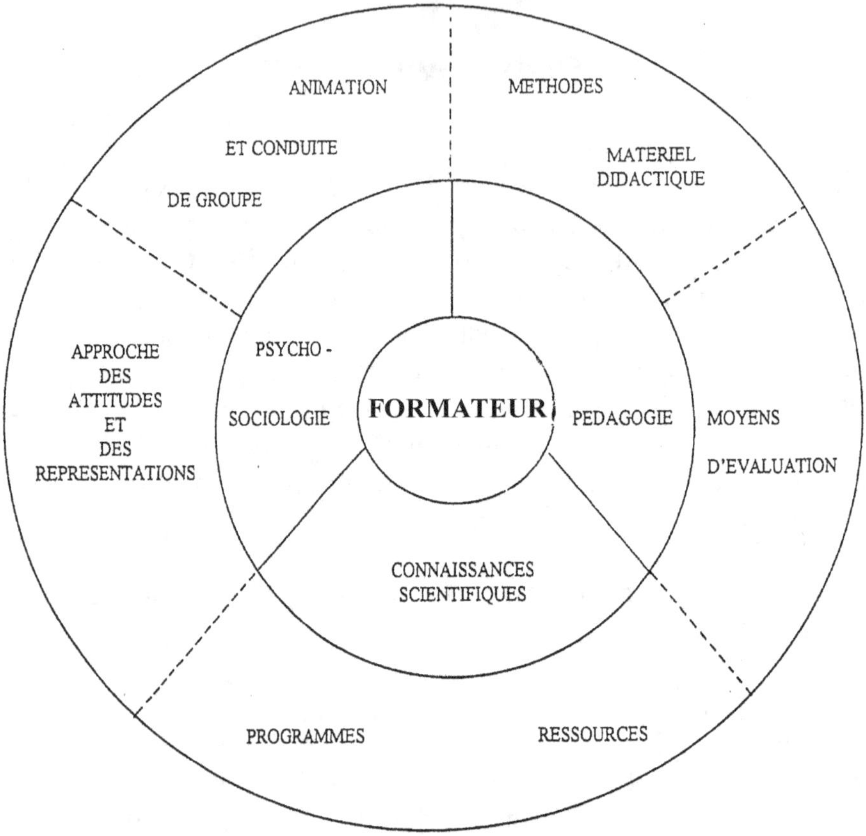

1.2 Le concept d'alimentation

Il s'articule autour de nombreux facteurs qui ont des influences plus ou moins importantes sur les personnes et dont il faudra tenir compte pour les encourager, les faire évoluer ou les abandonner.

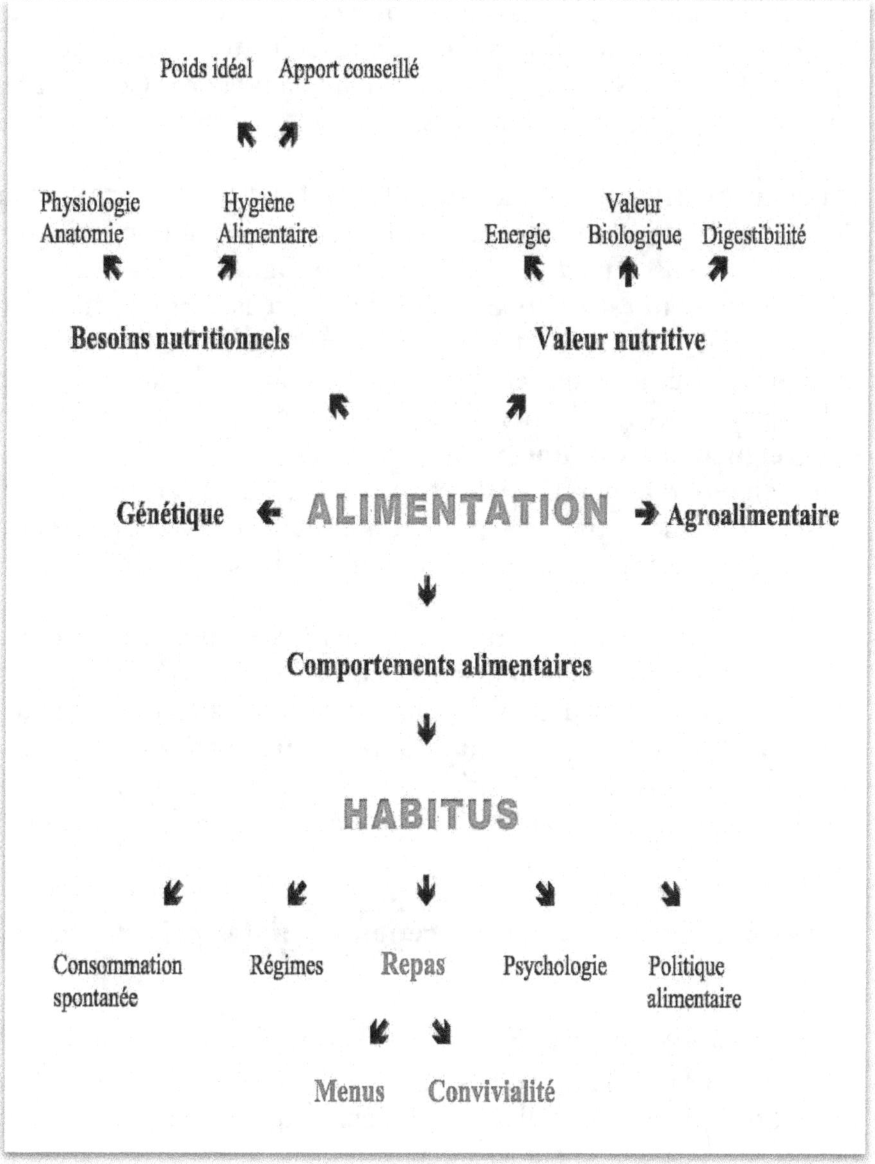
Poids idéal
Apport conseillé
Physiologie
Anatomie
Hygiène
Alimentaire
Valeur
Energie
Biologique
Digestibilité
Besoins nutritionnels
Valeur nutritive
Génétique
ALIMENTATION
Agroalimentaire
Comportements alimentaires
HABITUS
Consommation
spontanée
Régimes
Repas
Psychologie
Politique
alimentaire
Menus
Convivialité

1.3 Les 6 conditions nécessaires pour enseigner[1]

L'intention de faire apprendre : elle doit être consciente et la finalité de l'enseignement c'est de faire apprendre. Ce n'est pas seulement une transmission de savoirs, on transmet plus que des savoirs (valeurs humanistes).

Un cadre institutionnel : loi Jules Ferry 1882 qui rend obligatoire l'école publique, gratuite et laïque. Il faut une institution scolaire et au moins un enseignant pour qu'il y ait enseignement.

L'enseignement est un bien culturel : Il faut asseoir une culture de la démocratie comme système de gouvernance de la France. C'est pourquoi il faut faire des élèves de futurs citoyens éclairés. Ce bien culturel nous permet d'orienter nos choix politiques dans la société.

L'enseignement est une activité à long terme : découpage du savoir en programmes. On a deux notions : la durée et le programme. Les programmes sont des progressions cohérentes, l'acquisition d'un contenu permet d'acquérir d'autres contenus. Il faut du temps pour apprendre.

Avoir des enseignants compétents : les enseignants doivent avoir une double compétence, une sur le contenu enseigné et une sur la façon d'enseigner (pédagogie) pour rendre les acquis transférables.

L'enseignement vise la formation de l'esprit critique : différence entre enseignement et endoctrinement. Il s'agit de former les élèves à un esprit critique autrement dit faire apprendre ne signifie pas faire croire.

2. Les apprentissages devront répondre à des critères liés aux besoins des apprenants

2.1 Les apprentissages doivent être signifiants

Non détachés du champ culturel des apprenants, il est indispensable de prendre en compte la diversité de leurs expériences, leurs milieux culturels et pas seulement les attentes d'un milieu social. Le nombre et la structure des repas peuvent varier selon l'origine ethnique des apprenants sans avoir d'incidence négative sur l'alimentation.

- *L'apprentissage reste une démarche individuelle*

L'apprenant n'arrive pas sans idées sur le monde qui l'entoure. Il a des « représentations plus ou moins organisées, accompagnées de

[1] Olivier Reboul (1925-1992), La philosophie de l'éducation – PUF – Paris – 9ème édition 2006

leurs cortèges d'images et qui s'imbriquent également au flot d'informations apportées par les médias ».[1]

- *Le choix de la stratégie pédagogique*

Elle doit permettre à l'apprenant de construire son savoir progressivement à partir de situations d'autonomie permettant une évolution de ses représentations grâce à la communication, l'observation et la documentation.

2.2 Des méthodes pédagogiques diversifiées

Elles permettront au formateur d'établir une progression des niveaux d'apprentissage d'un concept :

- *apprentissage de type stimulus-réponse* qui juxtapose des connaissances successives ;
- *apprentissage des distinctions simples* qui permet d'identifier les données dans des situations concrètes ;
- *apprentissage des concepts,* à partir du schéma de la méthode expérimentale de Claude Bernard [2] OHERIC (observation, hypothèse, expérience, résultat, interprétation, conclusion), méthode privilégiée par les intervenants de formation scientifique ;
- *la résolution de problèmes* qui est l'apprentissage le plus élaboré.

Nous avons mis en évidence le fait que l'alimentation se réfère à la satisfaction d'un besoin humain, biologique, mais le symbolique, l'onirique, les mythes, les fantasmes, le religieux, la superstition, influencent aussi les prises alimentaires. L'Homme biologique et l'Homme culturel sont étroitement imbriqués, liés. Très, même trop souvent, l'alimentation est présentée, par ceux qui s'octroient d'être des professionnels de la nutrition comme uniquement du domaine de la bio-physiologie, ignorant et s'opposant à l'aspect culturel. Or, s'alimenter ne peut être que *bioculturel* et c'est pourquoi assurer une formation dans ce domaine nécessite une réflexion préalable qui n'est pas toujours facile. Tout formateur est amené à se poser également la question des nouvelles formes de restauration rapide, type fast-food, au goût standardisé, aseptisé… Quelle attitude adopter face à ces nouvelles formes de prises alimentaires, à cette attirance, particulièrement des enfants et des adolescents, due à la facilité d'absorption, à la

[1] Brigitte Peterfalvi, Les processus d'apprentissage en Sciences expérimentales – INRP – Paris – 2014

[2] Claude Bernard (1813-1878), Physiologiste

convivialité, à la possibilité de manger tout au long de la journée, dans la rue, en bougeant, en mangeant avec les doigts ? Comment préserver, face à ce déferlement, les particularités régionales, nationales, les produits de terroirs identifiés ?

Les formateurs doivent prendre conscience que cette approche *bioculturelle* ne permettra pas toujours d'utiliser les méthodes expérimentales et les amènera à se poser les questions fondamentales avant tout enseignement

- *Est-il nécessaire de faire évoluer les représentations ?*
- *Est-il possible de faire évoluer les représentations ?*
- *Comment déstructurer les représentations ?*
- *Comment restructurer de nouvelles représentations ?*

2.3 Prendre connaissance des représentations des apprenants

Des documents bien ciblés, courts, précis, adaptés au contenu que l'on souhaite faire acquérir, seront présentés aux apprenants regroupés par thème dans des chemises qui leur seront confiées. Les documents iconographiques ont un intérêt certain car ils permettent d'appuyer, de renforcer, voire de remplacer une expression écrite abstraite par une représentation concrète, visuelle. Bien qu'éminemment attractives, les images choisies devront se défendre des risques d'interprétation engendrant des stéréotypes ou tournant en dérision des comportements.

L'observation des séances va permettre la mise en évidence de l'évolution des apprenants dans leur ouverture aux autres et les niveaux d'évolution progressive de leurs représentations.

- *Niveau 1* : L'apprenant travaille seul, il ne pense pas à coopérer avec les autres, il se limite aux contraintes imposées par le formateur.
- *Niveau 2* : L'apprenant demande des renseignements auprès des autres, du professeur. Il raconte ses expériences de manière anecdotique.
- *Niveau 3* : L'apprenant écoute les autres lorsqu'il est intéressé par des expériences similaires.
- *Niveau 4* : L'apprenant coopère avec les autres. Il explique et argumente ses idées. Il respecte les règles de la communication. Il tient compte des données de la discussion pour faire évoluer son propre jugement.

Exemple de questions	Exemples de dossiers mis à disposition des apprenants
Vous prenez des repas tous les jours : pourquoi ?	- Photos de troubles par carences alimentaires - Besoins de base (PPNS) - Composition du corps humain - Explication des phénomènes de soif et de faim
Quels sont les constituants chimiques des aliments ?	- Table de composition des aliments - Classification des aliments - Étiquettes de composition des aliments
Quelles sont les habitudes alimentaires des différents pays ?	- Articles sur les comportements alimentaires, par région, par pays… - Cartes sur les habitudes alimentaires - Exemples de plats de différents pays
Élaborer une définition de « s'alimenter » faisant apparaître les aspects quantitatifs et qualitatifs	- Articles sur l'évolution des modes d'alimentation - Publicités sur les différents modes de distribution - Statistiques : consommation des aliments, évolutions des maladies nutritionnelles
Choix du plat de la séance pratique	- Photos de plats - Recettes

L'enseignement de l'alimentation ne peut pas être normatif, les pratiques familiales étant généralement le lieu de référence de chacun. Cette formation doit plutôt viser à faire prendre conscience de l'importance d'un équilibre en fonction des besoins de l'organisme mais aussi de l'intérêt d'avoir du plaisir à prévoir, confectionner, manger et partager des mets, équilibre qui peut revêtir des formes d'alimentation très différentes et qui doivent être prises en compte et respectées par le formateur. Comment prendre en compte les besoins des apprenants et les faire évoluer sans pour autant maintenir des idées considérées comme fausses par le formateur ? Avant toute action, le formateur devra vérifier si la conception de l'apprenant est une erreur scientifique ou s'il s'agit d'une pratique culturelle personnelle. La confrontation avec d'autres représentations, menée simultanément par le formateur et l'apprenant, doit permettre à chacun d'évoluer vers une autonomie de ses propres conceptions, le respect de celles des autres et là interviendra tout l'art de la pédagogie. Ne pas dire ce qu'il faut faire mais écouter et entendre pour trouver ensemble une solution.

3. La séance pratique de cuisine

3.1 Hygiène lors des préparations culinaires

Le 15 octobre 2008, la première ***Journée mondiale du lavage des mains***[1] a été célébrée dans de très nombreux pays, particulièrement en Afrique. Son objectif principal est de sensibiliser un maximum de personnes sur les conséquences d'une mauvaise hygiène des mains. Grâce à un lavage de mains régulier au savon, le taux de morbidité infantile lié aux maladies diarrhéiques peut être réduit. Dans les pays en voie de développement près de 5.000 enfants de moins de cinq ans décédaient chaque année des suites d'une maladie diarrhéique. Une information massive a été faite à laquelle des associations ont largement pris part, UNICEF[2] et IFHE[3]… : se laver des mains au savon après avoir été aux toilettes, avant de manger. Si cette journée était très peu connue voire totalement ignorée notamment dans les pays occidentaux, avec la pandémie, elle devient une manifestation importante et indispensable pour sensibiliser chaque individu. En 2021 le 5 mai a été la journée mondiale de l'hygiène des mains. En 2022 elle aura lieu le 15 octobre.

Nos mains sont utilisées tout au long de la journée pour effectuer de nombreuses actions. Mais elles doivent aussi être protégées des micro-organismes auxquelles elles sont exposées. Les gestes barrières et les soins promulgués permettent de ralentir la propagation des micro-organismes. C'est une protection pour soi et pour les autres.

Avec le développement mondial de la Covid-19, chacun prend de plus en plus conscience des risques de contamination et de l'importance des « gestes barrières » pour se protéger. Chaque personne, à partir de

---

[1]http://www.globalhandwashingday.org/

[2] UNICEF Fonds international d'urgence pour l'enfance des Nations Unies

[3] IFHE International Federation for Home Economics

la peau, des cheveux, de la salive, de l'air expiré, disperse autour de lui de nombreux micro-organismes. L'être humain est un important facteur de contamination. Si la personne héberge des germes dangereux, ils peuvent être transmis lors de la toux, l'éternuement, la parole, le contact par les mains ou le visage. Il ne faut pas oublier les « porteurs sains » qui hébergent des micro-organismes dangereux pour la santé, sans avoir de signes spécifiques pouvant ainsi contaminer les personnes ou les produits utilisés pour les préparations culinaires.

3.1.1 Hygiène personnelle en cuisine

La personne qui cuisine doit être propre ainsi que les vêtements utilisés pour la fabrication des plats. La main est le premier outil de travail et constitue donc le facteur de risque de contamination le plus important. La présence d'une plaie ou d'une rougeur doit être recouverte d'un pansement étanche. Le lavage des mains, les ongles courts non vernis, le retrait des bagues, bracelets, montres et les cheveux attachés sont également importants. Les techniques de lavage des mains doivent être bien respectées pour éliminer le maximum de micro-organismes et surtout être lavées fréquemment.

- *Pourquoi ?*

- pour éliminer les micro-organismes présents avant de cuisiner ;
- pour ne pas introduire des micro-organismes dans les aliments ;
- pour éviter les contaminations d'origine fécale après le passage aux toilettes.

Le doigt ne doit jamais servir à goûter un plat, la cuillère utilisée pour goûter doit être propre et n'être utilisée qu'une fois, les gants ne sont utiles que sur des mains propres et doivent être changés régulièrement et chaque fois qu'ils sont souillés.

- *Quand se laver les mains ?*

- avant tout contact direct avec les aliments ;
- entre chaque manipulation de denrées crues ou cuites ;
- après chaque passage aux toilettes ;
- après avoir éternué, toussé…

Bien sûr il est exclu de fumer sur le lieu des préparations culinaires.

- *Comment ?*

Depuis le développement de la Covid-19 de nombreuses affiches ont été élaborées pour visualiser les gestes techniques d'un lavage des mains efficaces. L'utilisation du savon liquide en doses répond mieux aux règles d'hygiène que le savon solide.

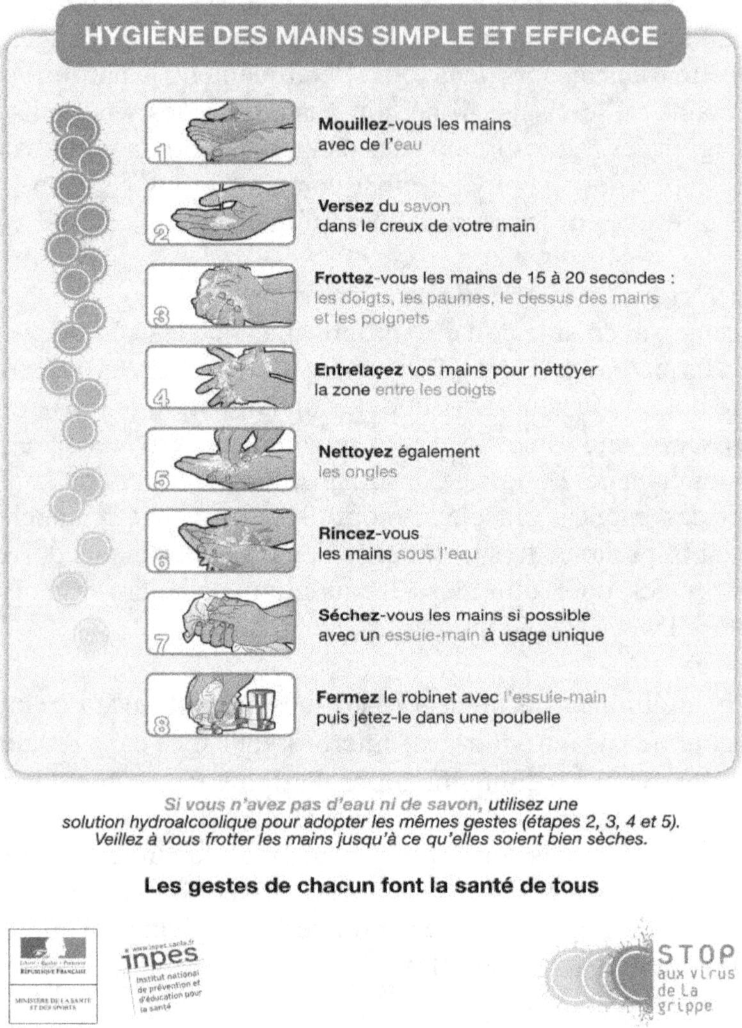

3.1.2 Hygiène alimentaire

- Dans la cuisine, l'hygiène doit être irréprochable

La cuisine est le lieu idéal de prolifération et du développement des micro-organismes. Les aliments mal stockés, les surfaces de travail mal désinfectées, les éponges mal rincées sont autant de possibilités pour les micro-organismes de se multiplier. Les surfaces de travail d'une cuisine doivent donc être désinfectées avant et après chaque utilisation.

- *Vérifier chaque semaine le contenu du réfrigérateur* afin d'en retirer tous les aliments périmés ou trop défraîchis et placer à l'intérieur un thermomètre afin de s'assurer que la température est conforme.
- *Respecter les températures* de conservation indiquées sur l'emballage des aliments.
- *Ne jamais mettre en contact les denrées propres et les denrées sales,* denrées avant préparations et denrées après préparations. Soit l'espace alloué à la cuisine est suffisant pour délimiter 2 zones distinctes, soit les opérations doivent être séparées dans le temps, avec nettoyage et désinfection du plan de travail et des ustensiles entre les deux.
- *Toujours respecter les dates limites de consommation*

DLC date limite de consommation à ne pas dépasser
DLCO date limite de consommation optimale. Lorsque la date est dépassée le produit reste consommable mais il peut perdre en qualités organoleptiques au-delà de la date indiquée.

3.1.3 Nettoyage et désinfection

Ce sont des actions effectuées régulièrement sur les plans de travail, les appareils de cuisine, ustensiles, la batterie de cuisine et tout ce qui a été en contact avec les aliments. Les surfaces de travail d'une cuisine doivent donc être nettoyées désinfectées avant et après chaque utilisation. Pour une action efficace et limiter les risques d'intoxications il est impératif de respecter les modes d'emploi en appliquant les consignent de dosage et le temps de pause. Nettoyer c'est rendre un plan de travail, un appareil propre en enlevant les déchets alimentaires superficiels avec un détergent à base de savon et de tensio-actifs qui est utilisé. Le pH < 7, acide agit sur le tartre, le pH > 7, basique agit sur les graisses, le pH $= 7$, neutre a une action polyvalente, du type produit de vaisselle. Une désinfection utilise des produits permettant d'éliminer les micro-organismes. Elle s'effectue après le nettoyage.

Un bactéricide détruit les bactéries, un virucide les virus, un fongicide les champignons, levures et moisissures, un sporicide les spores des bactéries. En période de Covid-19 les virucides doivent être privilégiés. Des précautions d'utilisation des produits sont indispensables : jamais transvasés dans des récipients alimentaires, non mélangés pour éviter une réaction chimique toxique, stockés hors de portée des enfants et sous clef.

3.1.4 Les aliments à risques

Sources : Anses - Santé Publique France (TIAC mars 2021)
Hôtellerie-restauration (octobre 2021)

Certaines précautions très strictes doivent être prises pour les plats qui sont des milieux de culture privilégiés pour des germes provoquant des intoxications alimentaires : les plats en sauce, les aliments crus (salade, poisson, coquillages…), les œufs, les fromages, la viande hachée, la mayonnaise…

- Les micro-organismes principaux

- *Bacillus cereus,* aérobie ou anaérobie, est présent sous forme de spores dans le sol, les insectes, les céréales, légumes et fruits secs et déshydratés, les préparations manuelles froides, les plats en sauce, a été la cause de 16 % des foyers infectieux en 2019 dont 7 décès. Les symptômes se traduisent par des douleurs abdominales, des diarrhées.
- *Clostridium perfringens,* bactérie anaérobie très résistante et présente dans les plats en sauce. Elle a été la cause en 2019 de 10 % des intoxications alimentaires. Quelques décès peuvent également en être la cause (4 en 2019). Les symptômes se traduisent par des douleurs abdominales, des diarrhées.
- *Coliformes fécaux* (Escherichia coli) provenant d'une contamination fécale ou des eaux peuvent provoquer des vomissements, maux de tête, diarrhées, crampes abdominales.
- *Staphylococcus aureus* peut se développe pendant les manipulations et le service. Il provoque des symptômes généralement localisés sur la peau : rougeurs, douleurs, parfois fièvre.

- Les actions qui permettent d'éviter le développement des micro-organismes

- Le refroidissement rapide des préparations à 4°C et leur stockage ;
- La consommation le plus rapidement possible et le jour même des préparations consommées froides (mayonnaise, sushis…) ;
- La conservation à une température inférieure à 3°C et sous emballage pendant maximum 3 jours pour les préparations à consommation différée ;
- Le réchauffage rapide à une température minimale de 63°C et limité aux besoins pour les plats consommés chauds ;
- Le nettoyage minutieux des récipients utilisés pour la préparation des aliments.

Les allergies et les contraintes alimentaires de chacun doivent être connues du formateur avant la première séance pratique.

3.2 Étapes d'une réalisation en cuisine

Le formateur doit préparer son intervention en effectuant en pratique les préparations, en chronométrant, en testant le résultat.
Il ne doit pas oublier de vérifier le contenu de la trousse de secours, obligatoire et nécessaire en cuisine.

Les activités préalables peuvent être effectuées par le formateur antérieurement à la première séance pratique. Par la suite, il est indispensable de proposer au moins une séance d'achat des provisions nécessaires avec les apprenants afin de les confronter au respect du budget, au choix des produits permettant d'appréhender la lecture des étiquettes, la conservation des produits… Ce mode de fonctionnement doit permettre à l'apprenant de l'appliquer ultérieurement chez lui.

- *Achat des provisions nécessaires à partir du menu à réaliser à partir d'une liste*

Analyse des besoins en fonction du stock disponible
Anticipation par rapport au menu

- *Tenue du carnet de dépenses*

Permet de suivre les dépenses dans le temps
Met en évidence les habitudes de consommation
Facilite le repérage des dépenses par rapport aux recettes

- *Préparation des denrées*

Un principe simple à appliquer *la marche en avant* conditionne la sécurité alimentaire. Il permet de délimiter des zones pour séparer les denrées propres et des denrées sales afin qu'elles ne puissent pas se croiser.

- Zone de réception : déconditionnement des denrées.
- Zone de préparation du tri et lavage des aliments souillés fruits et légumes
- Zone de préparation des aliments propres : beurre, crèmes, fromages, viande…
- Zone de cuisson et de préparation des mets
- Zone de présentation des mets
- Zone de conservation dans l'attente du service (froid ou chaud)
- Zone de distribution : mise de table et du couvert

- *Nettoyage et rangement des locaux*
- *Prise du repas en commun* et échange sur la réalisation et la qualité des préparations

3.3 La grille d'observation

Construite à partir des niveaux d'évolution des apprenants la grille d'observation sera pour le formateur une aide pour apprécier la progression des compétences développées lors des séances de mise en situation. Si l'apprenant a lui-même pu réfléchir sur l'une de ses pratiques, s'il a pu trouver réponse à des interrogations, il sera davantage porté à reconsidérer ses affirmations et par là même à faire évoluer ses représentations.

Expression
- Utilise un seul mode d'expression
- Passe d'un mode d'expression à un autre mieux adapté
- Présente clairement son travail

Recherche de l'information
- Recherche les informations en relation avec le sujet
- Choisit les informations selon des critères
- Organise les informations recueillies

Formulation d'un problème
- Pose des questions et cherche des réponses
- Fait des propositions
- Dégage des facteurs susceptibles de répondre au questionnement

Esprit critique
- Remet en cause ce qui est affirmé par un pair, une autorité, un document
- Accepte la remise en question de ses idées, de son travail
- Argumente ses idées

Communication
- Écoute les consignes, ses pairs
- Pose des questions
- Modifie son travail, ses idées, en fonction des suggestions

Coopération
- Accepte de recevoir une aide
- Accepte d'apporter une aide
- Fait des propositions d'organisation

Chapitre 4

L'éducation du consommateur

1. Comparaison d'étiquettes

1.1 Produits divers

Yaourt 0 % à la fraise	**Yaourt Bio nature**
Ingrédients	**Ingrédients**
Lait écrémé (Origine : France), Lait écrémé concentré ou en poudre (Origine UE), Fraise (7,4%), Épaississants amidon transformé E1422, carraghénanes E407, Arômes, Correcteurs d'acidité (acide lactique E270, citrates de sodium E331, acide citrique E330), Jus concentré de carotte noire, Édulcorants (acésulfame-K E950, sucralose E955), Ferments lactiques (LAIT), Vitamine D	Lait à 2% de matières grasses, Lait écrémé en poudre, Ferments lactiques sélectionnés. Ingrédients issus de l'agriculture biologique. Lait biologique français.

Composition pour 100 g	**Yaourt 0 % à la fraise**	**Yaourt Bio nature**
Énergie (kJ) Énergie (kcal)	192 kJ 45 kcal	198 kJ 47 kcal
Matières grasses (g) Acides gras saturés (g)	0,1 g 0,05 g	0,1 g 0 g
Glucides (g) dont sucres (g)	6,6 g 6,2 g	6,5 g 5 g
Protéines (g)	4,4 g	4,9 g
Sel (g)	0,18 g	0,15 g

De nombreux additifs sont présents dans le yaourt 0 % et leur absence dans le yaourt bio nature. Leur composition est identique, particulièrement en matières grasses, et la quantité de glucides simples est même inférieure dans le yaourt nature 5% et 6,2 % pour le yaourt à 0 %. De plus, il n'est pas précisé à quel élément s'adresse le 0 %.

Mirabelle **Pâte de fruits**	**Salade de fruits** **Saveur Mirabelle**
Purée de mirabelles : 300 g 40 % Sucre : 300 g 40 % Glucose cristal : 75 g 10 % Pectine jaune : 22 g 3 % Jus de citron : 1/2 citron Sucre cristal pour la décoration	Sucre Sirop de glucose Arôme mirabelle Gélifiant : pectine E440i Correcteur d'acidité : acide citrique Colorant : E161b

Si la Mirabelle pâte de fruit contient de la mirabelle sous forme de purée, la dénommée salade de fruits saveur Mirabelle ne contient pas de mirabelle. Seul un arôme est indiqué sans autre précision. Des additifs, gélifiant, correcteur d'acidité, colorant permettent de rappeler *la saveur* mirabelle.

Chipolatas	**Chipolatas Tradition**
Viande de porc 89 % origine France, Eau, Sel, Acidifiants : lactate de potassium, acétates de sodium, Dextrose, Sucre, Arômes, Épices, Antioxydants : acide ascorbique, ascorbate de sodium, colorants : carmins, curcumine Boyau naturel de mouton	**Label** : le porc français, fabriqué en Aveyron Moins de 15 % de matière grasse, Viande de porc 95,9 % origine France, Sel, Dextrose, Antioxydants : ascorbate de sodium, Arôme naturel, Poivre Boyau naturel de mouton

Si les produits de fabrication de base des chipolatas sont assez similaires, le produit labellisé a 6,9 % de viande de porc en plus, aucun colorant ni acidifiant et la région de fabrication (pas de production) est spécifiée. Ces produits ont des arômes, seul le produit labellisé précise *naturel.*

Jambon de porc	Jambon de porc Label rouge
Jambon de porc 83 % Eau, Sel, Sirop de glucose Stabilisants : E450-E451, Arômes, Dextrose, Antioxydants : E316, Conservateur : E250	Jambon de porc origine France 84 % Bouillon (os et viande de porc), Sel, Dextrose Arômes naturels Antioxydants : E316 Conservateur : E250

Le jambon non labellisé contient des stabilisants. Le jambon labellisé précise son origine France.

1.2 Produits de nature végétale

Ils méritent aussi une attention particulière, mentionnant souvent peu d'additifs mais des éléments transformés par des procédés d'extraction physiques ou chimiques : protéines de blé ; protéine texturée ; amidon de maïs modifié ; protéines de pomme de terre ; minéraux ; vitamines ; fibres de pommes de terre… Comme l'indiquent les laboratoires, les solvants utilisés ne sont pas toujours complétement éliminés et peuvent présenter des toxicités. Il faut rappeler que les produits Vegan sans label et précision Bio peuvent ne pas avoir de composés biologiques ou présents dans une infime proportion.

Chapelure		Pour un usage identique, dans le produit A, très nombreux produits transformés ; le produit B, composition minimale attendue.
Chapelure A	**Chapelure B**	
Farines (blé, orge malté torréfié, seigle), huile de colza, sucre, sel, germes de blé, son de blé, levain déshydraté désactivé (son de seigle, farine fermentée de maïs toasté, d'orge malté toasté, de blé malté toasté), contient du gluten (blé, seigle, orge)	Farine de blé (gluten), sel, levure	

Burger végétalien nature	
Ingrédients : eau, huile de tournesol, oignon, protéines de blé, moutarde ((eau, graines de moutarde, vinaigre, sel, sucre, épices), farine de blé, bouillon (sel, maltrodextrine, extrait de levure, sucre, huile de tournesol, légumes (oignons, céleri), épices (lait, livèche)), amidon de maïs modifié, granulés d'oignons, protéines de pomme de terre, fibres de pomme de terre, dextrose, saccharose, arôme (contient du soja), protéine de soja hydrolysée, épices (lait, poivre, coriandre, noix de muscade), farine malto d'orge, extrait de malt d'orge, sucre, épaississant (carraghénane). Peut aussi contenir des noix.	L'eau est majoritaire. Ajout d'additifs et de nombreux éléments ayant subi une transformation physique ou chimique.

Lait d'amande	
Ingrédients : eau, sucre, amande (Espagne et Italie) 2,3 %, phosphate tricalcique, sel marin de table, stabilisants (farine de graine de caroube), émulsifiant (lécithines de tournesol), vitamines (B2, B12, E, D2) Sans produit laitier ni gluten Naturellement faible en matière grasse Fabriqué en France	L'ingrédient principal est l'eau à plus de 96 %, les amandes ne sont présentes qu'à 2,3 %. Le reste est composé d'additifs, de minéraux et de vitamines obtenus par extraction physique et/ou chimique. L'assimilation des vitamines et des minéraux n'est pas aussi intéressante que dans les produits naturels de base. La mention « naturellement faible en matière grasse » est une évidence pour un produit à plus de 96 % d'eau.

1.3 Plats préparés

Confit de canard aux pommes de terre	
Confit des manchons de canard 46% (manchons de canard, graisse de canard, sel), pommes de terre 43%, graisse de canard 3,3%, eau, lardons fumés 2,6% (poitrine de porc, eau, sel), sel, persil, ail, poivre. Manchons de canard et viande de porc : origine France. 99% des ingrédients d'origine France.	Composition de produits de base d'origine Française à 99 % sans modifications ni adjonctions d'additifs, colorants, conservateurs…

Saucisse de Toulouse, purée de pommes de terre	
Pommes de terre 39%, Saucisse de Toulouse 31% (viande de porc origine UE), eau, sel, acidifiant : acétate de sodium, arômes naturels, épices, conservateurs (erhytorbate de sodium, nitrate de potassium), eau, oignons 5%, beurre doux 1,3%, crème fraîche 1,1%, moutarde de Dijon et à l'ancienne 0,9% (eau, graines de moutarde, vinaigre d'alcool, sel, vin blanc, sucre, épices, acidifiant : acide citrique, conservateur (métabisulfite de potassium), sel, épaississants (gomme xanthane et farine de caroube), oignon déshydraté, poivre, curcuma.	Origine de la viande, Union Européenne sans autre précision. Présence de nombreux additifs (conservateurs, acidifiants, épaississants)

Ces quelques exemples permettent de noter la quantité importante d'additifs dans certaines préparations au détriment des éléments de base naturels, voire leur absence totale comme dans la salade de fruits qui n'est que saveur mirabelle à partir d'un arôme non défini. Les termes employés sont souvent incompréhensibles pour le consommateur : protéine structurée, amidon modifié, flocons de blé malté… Contenus dans la liste des ingrédients des produits, « ultra transformés »[1], ils ont subi des traitements physiques et chimiques pour en extraire les éléments et les reconstituer.

Certains termes employés ne permettent pas de connaître la provenance ou les effets néfastes de ces procédés. Par exemple pour *« l'amidon modifié »*, il y a eu transformation par cracking, fractionnement à partir du blé, du maïs, de la pomme de terre... Certains éléments seront utilisés pour épaissir ou stabiliser des préparations, d'autres en sirops pour remplacer le sucre à moindre coût. L'origine indécelable ne permet pas à l'acheteur d'anticiper les causes d'intolérances ou d'allergies par exemple au maïs, au gluten...

Les additifs sont souvent nombreux dans les produits ultra-transformés pour améliorer l'aspect, le goût, la conservation : colorants, exhausteurs de goût, épaississants, émulsifiants, humectants...

Il est à noter cependant l'évolution de la part de certains industriels qui retirent certains constituants présentant des actions néfastes pour le consommateur et qui sont de plus en plus listés en tant qu'additifs non utilisés à l'exemple de potages : *sans exhausteur de goût, sans colorant, sans conservateur...* Il est important de prendre le temps de lire les étiquettes avant l'achat d'un produit et surtout de les comparer, ce qui permet d'avoir un regard critique sur les propositions et un choix plus responsable pour le consommateur.

1.4 La lecture des étiquettes

Lors des achats alimentaires, le consommateur doit repérer les éléments d'information qui seront une aide dans ses choix. Certains, comme nous l'avons indiqué précédemment, sont obligatoires, d'autres facultatifs.

- Le fabricant, l'importateur, le distributeur ;
- L'origine géographique (ingrédients, production, fabrication) ;
- La dénomination du produit ;
- La quantité du produit ;
- La durée et le mode de conservation ;
- La composition du produit (ingrédients, additifs, OGM) ;
- Les valeurs nutritionnelles moyennes (valeur énergétique, matières grasses dont acides gras saturés, glucides dont sucres, fibres alimentaires, protéines, sel) ;
- Les labels ;

[1] Anthony Fardet, *Halte aux aliments ultra transformés ! Mangeons vrai* – Éditions Thierry Souccar - 2017

- Les allégations sur l'intérêt du produit, pour lequel le consommateur doit avoir une attitude critique.

Pour les marchés et les halles, outre la réglementation de la DGCCRF, les maires sont tenus d'établir un cahier des charges sur leur organisation.

2. Des programmes nationaux

2.1 Le programme « Plaisir à la cantine »

Depuis 2010, ce programme à destination des collèges s'inscrit dans le PNA (Programme National pour l'Alimentation). La France compte plus de 6 millions d'élèves demi-pensionnaires en milieu scolaire ce qui évalue les repas servis chaque année à près d'un milliard. Ce projet politique est ambitieux mais comment est-il perçu et appliqué sur le terrain ?

Les objectifs

- *réenchanter le restaurant scolaire* en agissant sur l'offre alimentaire pour la rendre plus attractive, tout en garantissant le respect de la réglementation relative à la qualité des repas servis ;
- *redonner du sens à l'acte alimentaire* en reliant la dimension nutritionnelle aux aspects de goût, de sociabilité et de « ritualité » alimentaire ;
- *restaurer une complicité entre l'aliment*, celui qui le produit, celui qui le cuisine et celui qui le mange ;
- *lutter contre le gaspillage alimentaire.*

Une formation globale et transversale

Le programme de formation s'adresse à l'ensemble des acteurs impliqués dans la restauration scolaire des collèges : principaux, gestionnaires, conseillers principaux d'éducation, cuisiniers et équipes de cuisine, parents d'élèves, infirmiers scolaires. Il comprend 7 modules, représentant une dizaine de jours de formations programmés dans l'année scolaire, essentiellement les mercredis :

« - *Pour vous, un bon restaurant scolaire, c'est quoi ?*
- *Des repas équilibrés et locaux au juste prix*
- *Goût, sensorialité et cuisine*
- *Le collégien, ce mangeur*
- *Saveurs et cuisine*
- *Savoir-faire et faire savoir*
- *Les produits Bio en restauration scolaire* »

La lutte contre le gaspillage alimentaire et les produits locaux sont abordés de manière transversale dans chaque module.

Les ateliers « À la découverte des coulisses de ma cantine »

Ils permettent également aux élèves de réaliser un travail pratique en cuisine. Les différentes actions sont reliées à la santé et au gaspillage alimentaire. Même si l'initiative peut être un moyen de démarrer une formation au sein des établissements scolaires, il est à déplorer que cette action ne soit réservée qu'aux personnels administratifs et techniques et ne soit pas ouverte aux enseignants qui ont dans différents programmes des contenus d'alimentation (sciences naturelles, histoire-géographie, lettres...). Selon les disciplines, les professeurs n'ont pas eu de formation en alimentation et les impliquer dans le projet et les formations serait une réelle ouverture qui permettrait un enseignement plus adapté dont bénéficieraient les élèves. D'autre part le lien et la synthèse des informations reçues par les élèves pourraient être faites par un professeur dans le cadre de ses enseignements.

2.2 La Loi Egalim[1] à destination de la restauration collective publique et privée

Votée en octobre 2018, elle prévoit

- *à la rentrée 2019-2020,* des délégués à l'environnement durable dans tous les collèges et les lycées ;
- *dès 2020, interdiction des touillettes et pailles en plastique* dans la restauration, la vente à emporter, les cantines et les commerces alimentaires, interdiction des bouteilles d'eau en plastique dans les cantines scolaires.
- *la mise à disposition de contenants réutilisables ou recyclables* comme le *doggy bag* afin d'emporter les aliments ou boissons non consommés ;
- *dès le 1er janvier 2022, 50 % de produits durables dont 20 % de bio* dans les cantines (restauration collective dans tous les établissements chargés d'une mission de service public) ;
- *à partir de 2025, interdiction d'utiliser des contenants alimentaires en plastique* dans la restauration collective des collectivités locales ;
- *mettre à la carte un menu végétarien* (à titre expérimental, pendant deux ans) au moins une fois par semaine composé de protéines végétales, légumineuses, céréales, œufs et/ou produits laitiers.

---

[1] Egalim : Etats Généraux de l'Alimentation

Cette première Loi a été complétée en 2021 par la Loi Egalim 2 rajoutant des mesures visant à préserver une meilleure rémunération des agriculteurs.

2.3 École de la deuxième chance (E2C)

C'est Édith Cresson, Ministre et Commissaire Européenne qui a porté le projet des E2C en 1995. Cette structure permet à des jeunes entre 15 et 25 ans décrocheurs scolaires, sans diplôme, sans emploi, d'être remotivés par des actions leur permettant de construire leur insertion professionnelle et sociale. Après un temps de remise à niveau des bases fondamentales, le jeune est amené à suivre une formation de quelques mois à deux ans qui doit lui permettre de s'insérer dans la vie active. Cette action est entièrement basée sur le volontariat et la motivation du jeune.

Madame Brigitte Klinkert, ministre déléguée auprès de la ministre du Travail, de l'Emploi et de l'Insertion, chargée de l'Insertion s'est rendue au cours de l'année 2021 dans plusieurs régions pour rencontrer les stagiaires et les formateurs des Écoles de la deuxième chance. Ces visites lui ont permis de découvrir l'accompagnement proposé par les E2C auprès des jeunes sans qualification. Toujours à l'écoute, les échanges avec les stagiaires et les formateurs ont été nombreux et appréciés. Les stagiaires qui ont pu expliquer leurs motivations, l'intérêt de leur formation et des stages en entreprises, les projets pédagogiques dans lesquels ils sont impliqués et leurs réflexions qui ont leur ont permis d'envisager un projet professionnel. « Partout sur le territoire, le Réseau E2C France accompagne des jeunes motivés, et leur donne une nouvelle chance de réussir leur projet professionnel. J'ai pu échanger avec Dylan qui bénéficie de cet accompagnement. Son énergie et sa motivation sont un exemple pour tous les jeunes qui veulent réussir », citation de Brigitte Klinkert après sa rencontre avec les stagiaires E2C de la Région Champagne-Ardennes.

3. Des expériences de terrain

3.1 Le restaurant scolaire du collège Alice Mosnier de Fortschwihr (Haut-Rhin)

Depuis 2002 Francine Ghielmi est chef de cuisine du Collège de Fortschwihr. Elle est aidée dans la cuisine par quatre personnes qu'elle a motivées pour proposer le meilleur au restaurant scolaire. La Covid-19 n'a pas permis de maintenir le fonctionnement et l'attente est grande du retour au fonctionnement habituel, tant pour le personnel de cuisine que pour les élèves et les professeurs.

Les objectifs fixés

- *proposer une alimentation saine, diversifiée et locale* et d'inciter les élèves à découvrir une grande variété d'aliments ;
- *développer la curiosité des élèves* en leur proposant une diversité d'aliments locaux ou du bout du monde
- *respecter les valeurs* exprimées par les parents et les élèves ;
- *prendre en compte les problèmes de santé* indiqués par les parents ;
- *réduire les déchets.*

Une commission des menus a été créée et à laquelle sont associés élèves, infirmière scolaire, parents d'élèves, personnel administratif, professeurs. Cette réunion mensuelle est un lieu de réflexion pour améliorer la préparation et la distribution des repas.

Fonctionnement de la prise des repas au restaurant scolaire

Le passage au self permet aux élèves de choisir

- *une des entrées du jour, un fromage, un fruit*
- *un légume et /ou un féculent du jour*
- *un plat protéiné* : viande – poisson ou œufs – plat végétarien
- *un des desserts du jour*

La quantité de pain est laissée à la discrétion des élèves qui peuvent se resservir.

Les Bars disposés dans la salle de restauration

- *Bar des entrées*, composé de crudités, légumes cuisinés, œufs…permet aux élèves de venir se servir et même se resservir pour l'entrée sans gaspillage ;
- *Bar de laitages* permet à ceux qui le souhaitent de rajouter un flan, un yaourt ou un fromage blanc ;
- *Bar des légumes et des féculents* préparés et présentés pour inciter les élèves à venir goûter de nouveaux aliments.

Ces actions permettent de faire découvrir aux élèves des produits qu'ils ne prendraient pas s'ils étaient servis au self. Ils prennent une petite quantité, goûtent et reviennent se servir s'ils le souhaitent. Les repas se déroulent dans le calme malgré le déplacement des élèves pour aller se servir. L'équilibre alimentaire fait partie intégrante du projet de l'établissement et se concrétise au restaurant scolaire par le plaisir de goûter et de découvrir de nouveaux produits, de nouvelles textures.

Comment cette équipe réussit-elle cet exploit au quotidien ?

- *en donnant la priorité aux filières courtes et aux produits locaux* issus dès que possible de l'agriculture biologique, dont les prix de revient ne sont pas augmentés par des frais de transport et qui, en plus d'offrir une fraîcheur et une qualité gustative incomparables, ne plombent pas le bilan carbone de la planète ;

- *en refusant le néfaste-food et la standardisation du goût*, en incitant les jeunes à prendre conscience de leur nourriture et de sa provenance, à comprendre que nos choix alimentaires affectent le reste du monde, décide de l'avenir de nos territoires et de l'avenir de nos campagnes ;
- *en cuisinant dans l'esprit fait maison.*

En parallèle, des affiches sont apposées sur des thèmes qui incitent les élèves à mener une réflexion sur leur alimentation.

C'est auprès des éleveurs et maraîchers locaux que le collège s'approvisionne dans un rayon de 5 à 10 km. Des exploitants locaux qui travaillent de petits volumes selon des méthodes respectueuses de l'environnement et n'utilisent que peu ou pas de pesticides, des produits cueillis à maturité et immédiatement livrés qui préserve leur saveur, consommés nature ou dans les plats confectionnés sur place.

Les fêtes religieuses sont des moments privilégiés de découvertes des habitudes alimentaires. Au moment de Noël, tout au long du mois de décembre, des groupes d'élèves volontaires consacrent une heure de leur pause méridienne pour confectionner les biscuits (bredalas alsaciens) qui seront servis au restaurant scolaire lors du repas de Noël. Chaque religion a ses coutumes à des moments spécifiques et les réalisations dans les établissements scolaires permettent aux élèves de les découvrir et favorise leurs échanges. Rosh Hachana, nouvel an juif, permet de servir des strudels aux pommes, L'Aïd de la fin du Ramadan est propice à la réalisation de multiples pâtisseries…

Un repas à thème est programmé chaque mois avec tenue de circonstance pour l'ensemble des membres de l'équipe de cuisine. « Manger, c'est voyager par procuration, appréhender la diversité des saveurs, des hommes et des cultures. La curiosité et le goût de l'autre sont des ingrédients indispensables » explique la Chef de cuisine.

Le bilan financier

Il amène à plébisciter les initiatives prises par ce Collège : **720** repas préparés quotidiennement, **5** personnes en cuisine, **1,89 €** = le coût matière moyen annuel d'un repas complet (2020), **50 kg** par jour de déchets alimentaires au lieu des **170** kg avant les actions. *(Moyenne en France : Coût total entre 7 et 9 € - Famille 3 €)*

Ce fonctionnement du restaurant pourrait être une base commune de réflexion. La liaison entre le personnel de la cuisine et les enseignants deviendrait une évidence. Il est indispensable de considérer l'élève dans sa globalité physique certes, mais aussi culturelle et affective afin que manger reste un acte de plaisir et de convivialité. Les souvenirs de consommation contrainte entraînent le rejet de l'aliment. Les aliments découverts avec les copains, par curiosité, sont davantage appréciés véhiculant des souvenirs, des liens affectifs. La diversité des goûts ne peut s'acquérir sans apprentissage. Plus il sera multiple, plus se développera le plaisir de manger. Il est souhaitable qu'il se fasse au sein de la famille, mais l'école et le restaurant scolaire ont leur place et apporteraient une plus grande différenciation du goût, notamment lors des prises de repas.

3.2 EPICES (Espaces de Projets d'Insertion Cuisine Et Santé)

Après la rencontre en 2008 d'Isabelle Haeberlin avec Carlo Petrini, Président de Slow-Food international qui partage l'idée que *« bien manger pour tous peut être vecteur d'un mieux vivre ensemble »,* l'association EPICES est née en 2009 sous l'impulsion d'Isabelle Haeberlin, alors directrice de l'école maternelle « Les Pâquerettes » située dans la ZUP de Colmar. Isabelle est l'épouse de Marc Haeberlin, Chef étoilé d'Illhausern. A ses côtés des enseignants, chercheurs, juristes, psychologues, cuisiniers, chefs d'entreprises, artistes se sont engagés. « Nous avons le désir de créer des liens interculturels et intergénérationnels, de soutenir la parentalité, de favoriser la justice sociale, d'envisager l'insertion des jeunes sous un angle nouveau, de penser la sauvegarde des terroirs et d'initier des partages autour de la cuisine que l'on réalise et déguste ensemble. La cuisine c'est universel, ça permet de réunir les gens, ça facilite les liens entre les cultures, les personnes, les générations et nous on s'appuie vraiment sur cette universalité pour faire ensemble. En fait, EPICES donne de la valeur aux gens ». Isabelle Haeberlin

Les objectifs permettent de

- *renforcer le dialogue entre les enseignants et les familles* pour prévenir les difficultés auxquelles les parents sont confrontés ;
- *permettre aux jeunes de s'ouvrir à leur environnement* par l'acquisition de codes langagiers et l'accès à de nouveaux codes culturels et sociaux ;
- *construire des parcours tout au long de la scolarité* en lien avec les organismes de formation et d'insertion, le monde de l'éducation, de la santé, de la culture et celui de la gastronomie.

Le projet et la pédagogie

Par la mise en œuvre de partage de savoir-faire culinaires, de réalisations de jardins potagers et en favorisant la mixité sociale et les rencontres intergénérationnelles, ce projet éducatif, qui associe étroitement les parents vise

- *l'apprentissage des acquisitions fondamentales* et d'une posture d'élève, dans le sens où il concourt à la mise en œuvre des objectifs de construction du socle commun de connaissances et de compétences ;
- *le renforcement de la liaison inter-degrés,* par la mise en place des différents types de tutorat dans le premier degré et le collège ;
- *la découverte de métiers* pour permettre aux élèves de construire leur orientation au cours de leur scolarité ;
- *le renforcement du dialogue entre les enseignants et les familles* pour prévenir l'absentéisme et soutenir la persévérance scolaire qui permet de lutter contre le décrochage.

Le projet et l'Éducation à la santé

Il concourt à la mise en œuvre du renforcement de la politique de santé. Il ouvre des perspectives innovantes à l'Éducation au goût et à la santé en faisant évoluer les comportements alimentaires, par l'acquisition de connaissances sur l'alimentation ainsi que sur les repères nutritionnels au quotidien : choix des aliments, nombre de repas, qualités et quantités, implication des familles.

Le projet et l'insertion

Ils s'inscrivent dans le cadre des réformes initiées par le Ministère de l'Éducation nationale au titre de la prévention pour répondre de manière originale aux besoins des élèves, de la maternelle au collège, et réduire ainsi les risques de décrochage ou d'abandon en cours de scolarité par :

- *la mise en réseau* de partenariats au sein de la communauté éducative ;
- *l'expérimentation d'un dispositif* visant à améliorer le dialogue entre l'institution scolaire et les parents d'élèves ;
- *l'organisation de partenariats* entre acteurs de l'éducation, de la formation et de l'insertion pour mieux accompagner les jeunes dans leur parcours professionnel afin qu'ils ne sortent pas du système éducatif sans solution ;
- *les liens tissés avec des organismes d'insertion* dont les Missions Locales.

Le projet s'adresse aux des élèves des écoles maternelles, des écoles élémentaires et des ULIS, des collèges, des lycées[1], aux jeunes des Missions Locales, aux demandeurs d'emploi.

4. De nouveaux projets se développent

4.1 Université populaire de Langres

Une université populaire est en projet en Haute-Marne à Langres. Les universités populaires ont pour but de proposer des formations et des activités diverses à tout public tout au long de la vie. L'association Providence de Langres souhaite s'adresser prioritairement aux publics en difficulté ayant de faibles ressources, jeunes en recherche d'emploi, chômeurs, famille monoparentale, personnes âgées. Les objectifs ont pour ambition de redonner confiance aux personnes pour leur permettre d'agir en prenant du recul face à leurs besoins fondamentaux, de maîtriser leur budget, d'acquérir des savoir-faire. Les formations proposées dans le cadre de chantiers d'insertion le seront autour des questions d'alimentation du produit brut récolté à sa transformation, sa conservation, son utilisation en restauration familiale, collective et professionnelle. Un volet culture sera également proposé, art, géopolitique, philosophie… Ce projet répondra pleinement aux attentes actuelles qui ont été accentuées par la période de difficultés engendrées par la Covid-19.

4.2 Vrai et Bon

(www.vraietbon.com)

L'entreprise, fondée en 1981, élabore des produits appertisés de fabrication artisanale et de qualité haut de gamme, livrés en portions individuelles dans des bocaux de verre stérilisés. Les plats cuisinés proposés vont de l'entrée, aux plats cuisinés et aux desserts. Les professionnels de la restauration, les entreprises bénéficiaient de cette gamme de restauration traditionnelle sans colorant ni conservateurs à partir de recettes élaborées en partenariat avec un chef cuisinier. Les recettes sont classiques (rillettes, terrines, blanquette, bourguignon, choucroute, paella, navarin, potée, riz au lait, baba…).

L'entreprise a mené une réflexion d'extension vers les particuliers, ce qui permettra un mode de consommation pour tous avec un stockage

[1] ULIS : Unités Localisées pour l'Inclusion Scolaire

facile et une longue conservation (DLUO de 4 ans), une utilisation rapide, pratique, sans déchets supplémentaires lors de la consommation. Le projet est actuellement mis en place pour les particuliers.

4.3 Les fermes verticales

Ce concept ne manquera pas d'interroger le consommateur. Développé au Japon suite au séisme de Fukushima en 2011, il s'agit d'une culture sous serre et à étages de petits fruits et de légumes. Actuellement plus de 200 fermes verticales fonctionnent au Japon. Ces fermes se développent particulièrement en Asie, aux États-Unis et plus récemment en Europe. Depuis 2016 quelques expériences ont été tentées en France. Les avantages sont l'intérêt d'une culture possible quel que soit le lieu afin de répondre à des demandes alimentaires de proximité et l'absence d'utilisation de produits de traitement, notamment les pesticides. Le concept amène cependant des interrogations concernant le coût énergétique, la standardisation des produits, le peu de diversification et le risque de la suppression progressive des notions de terroir et de qualité gustative.

4.4 Les jardins perchés

« A l'heure où l'on ré-invente les modèles économiques, nous avons imaginé une solution alternative. Des serres sur le toit d'un immeuble d'habitat social et un jardin en pied d'immeuble exploité par un maraicher professionnel intégrant le modèle de micro-ferme.
Au-delà du lien social et des gestes « éco-vertueux » que l'on peut facilement imaginer avec les futurs habitants, notre ambition est d'offrir une activité professionnelle agricole en milieu urbain. C'est également l'opportunité de redonner une place au végétal consommable en ville. L'enjeu essentiel du projet est sa reproductibilité. Nous avons imaginé un projet économiquement viable dans l'ambition de le transmettre et de permettre de le déployer dans d'autres villes ou agglomérations.

Les Jardins Perchés sont un prototype « libre de droit ». Ils ont pour objectif d'offrir un nouveau modèle d'habitat et d'économie en mettant à l'honneur le végétal en ville. Projet qui ne demande qu'à être essaimé pour vivre ensemble dans un environnement désirable, social et nourricier. »

Alexandra Schalk-Petitot (Adjointe au logement et aux affaires sociales à la mairie de Tours)

Conclusion

La prise de conscience de l'importance de la transmission des valeurs de l'Économie Domestique par de nombreux pays a fait évoluer l'International Federation for Home Economics (IFHE) passant de 19 membres à sa création en 1908 à plus d'une centaine actuellement, essentiellement grâce aux pays d'Afrique. La France n'a pas suivi ce mouvement, repoussant l'intérêt de ce secteur et des préoccupations mondiales des problèmes liés à l'Économie Domestique. En se référant à Olivier Reboul, il serait intéressant de répondre à la question « Qu'est-ce qui vaut la peine d'être enseigné ? », d'être transmis. Si l'on pose actuellement cette question en France, les réponses seraient principalement « ce qu'exigent la production économique et la compétition internationale ». Olivier Reboul nous propose « Ce qui unit et Ce qui libère ». L'enseignement devient de plus en plus orienté vers la professionnalisation, y compris dans les disciplines d'enseignement général qui prennent souvent appui sur des situations professionnelles. On citera les objectifs du stage obligatoire de 5 jours pour tous les élèves des classes de 3ème de collège : « *découvrir le monde du travail*, partager le quotidien de professionnels et bénéficier d'une expérience concrète et *enrichir leur culture générale citoyenne* en leur faisant *découvrir le monde économique et professionnel* dans sa diversité, un environnement très différent du milieu scolaire dans une grande autonomie, les réalités concrètes du travail déconstruisant certains préjugés, les compétences et le savoir-être nécessaires à l'exercice de certains métiers ».

Il est évident que d'autres disciplines, souvent qualifiées de secondaires, voire même de facultatives, peuvent aider les enfants et les jeunes à développer l'autonomie, la curiosité, le savoir-être, la solidarité, le lien social… Les programmes scolaires privilégient *les apprentissages et les matières fondamentales* (français, langues…) au détriment des matières d'ouverture (géographie, musique, sciences…). Le faible horaire des sciences et mathématiques dans les sections littéraires des lycées interroge. D'autre part les évaluations nationales, particulièrement au niveau primaire, amplifient ce phénomène lié de plus à l'insuffisance de formations scientifiques initiale et continue des professeurs des écoles.

L'Économie Domestique, à partir de ses supports, des méthodes d'enseignement, contribuerait certainement à l'ouverture et favoriserait à la fois l'insertion professionnelle et l'insertion sociale. Cet enseignement va même au-delà en améliorant les relations entre enseignants et élèves, grâce à une meilleure connaissance des us et coutumes des différentes ethnies qui peut induire une attitude plus tolérante et respectueuse à l'égard des autres. La classe s'ouvrirait sur la vie des élèves. Elle serait un lieu d'éducation privilégié à partir des nouvelles données et des progrès des sciences et des techniques, un lieu de développement de l'esprit critique par l'étude des multiples informations reçues par l'élève à partir des publicités, des médias, des réseaux sociaux… L'élève pourrait s'y exprimer et devenir maître de sa formation, guidé par un professeur qui l'aiderait à affiner son savoir, ses représentations dans un climat de confiance respectueuse. La place réservée à la vie quotidienne est variable, bien structurée comme nous l'avons vu dans certains pays, très faible dans d'autres et parfois quasi inexistante comme en France.

L'évolution humaine peut-elle nous aider à comprendre cette constatation ? A l'origine, l'Homme a dû survivre en assouvissant ses besoins : faim, soif, sécurité, protection, reproduction. La notion de travail ne va apparaître qu'avec les restructurations sociales et elle passera souvent par l'asservissement d'un peuple par rapport à un autre. Au cours des siècles, la notion d'apprentissage d'un travail a évolué : de la simple reproduction des tâches apprises par les ancêtres pour des métiers de transformation de la matière première à l'acquisition d'une technicité de plus en plus développée au fur et à mesure de l'évolution des connaissances scientifiques et techniques. Les commissions des programmes, les différentes instances professionnelles et politiques, sensibilisées à l'importance de la préparation professionnelle ont orienté les contenus de formation en ce sens. Qu'en est-il de nos jours de la connaissance des fonctions vitales ? L'évolution a été très importante et rapide ces dernières décennies avec pour conséquence l'impossibilité d'intégrer les nouvelles données au sein de la vie sociale et familiale. La masse de connaissances nouvelles et l'arrivée continuelle de nouveaux produits nécessiteraient sans aucun doute une éducation qui, en France, n'est pas faite.

Le développement brutal de la Covid-19 a fait prendre conscience de l'absence chez de nombreux adultes de connaissances pour gérer les tâches de leur vie quotidienne. La santé, le mode de vie, l'alimentation s'apprennent de nos jours à partir du vécu personnel, à la simple observation des individus les uns par rapport aux autres. Les médias ont utilisé leur pouvoir pour lancer des campagnes d'informations parfois contradictoires, difficiles à saisir, éparpillées, même mensongères. Il semble qu'il y ait opposition entre les fonctions primaires qui régissent la vie familiale et sociale (la faim et les repas, la convivialité, la reproduction et la sexualité, la sécurité individuelle, la santé, l'hygiène) qui ne sont pas intégrées dans le processus de formation et les apprentissages professionnels qui, du fait de leur haute technicité et de leur rentabilité pour faire face à la compétitivité mondiale, sont les axes prioritaires de la formation. L'évolution des mentalités supposerait une certaine prise de conscience de l'intérêt d'une formation concernant la vie quotidienne : meilleure connaissance de soi, responsabilisation de l'individu dans ses choix, avec bien sûr le danger, si l'on allait trop loin, d'une standardisation des attitudes qui risquerait d'effacer les spécificités de chacun. Les formations doivent donc se préserver de ce risque en ouvrant largement les portes aux formateurs. La prise en compte de situations globales avec toutes ses composantes donne un sens à l'Économie Domestique que ne peut satisfaire une spécialisation ou la fragmentation des domaines.

Dès 1974, l'évolution des disciplines du collège donne une dénomination différente en regroupant l'Enseignement ménager des filles et les Travaux manuels de garçons : Éducation Manuelle et Technique (EMT). Les activités restent cependant trop souvent différenciées selon le sexe des élèves : cuisine et couture pour les filles, travail du bois et du métal pour les garçons. Dès 1982, le rapport de Louis Legrand [1]préconise l'enseignement technique pour tous élèves qui deviendra effectif en 1985. L'absence des cours d'enseignement ménager et la suppression des cuisines, qui ne seront maintenues que dans les collèges ayant des Sections d'Enseignement Général et Professionnel Adaptés, éliminent définitivement les cours pratiques. En 1986, l'Enseignement Ménager est supprimé dans les lycées. De ce fait, des générations d'adultes ne bénéficient plus de formation en Économie Domestique et la Covid-19 a bien mis en évidence ce besoin impératif de formation.

Pour que les familles puissent pallier cette absence de formation des initiatives ont vu rapidement le jour en préparant des repas pour les plus

---

[1] Louis Legrand, Pour un collège démocratique – Rapport ministériel – 1982

démunis, en créant des cours de cuisine économique dans les lieux d'accueil des personnes dans le besoin, en facilitant l'accès au moindre coût dans la restauration étudiante. Des actions sont déjà en place dans les Universités populaires, de nouveaux projets sont en cours de réflexion pour répondre aux besoins. Des associations proposent également des formations et se pose alors la question de la formation des formateurs pour éviter que soient véhiculées des notions idéologiques personnelles.

Une réflexion à plus long terme doit interpeller nos politiques, particulièrement de proximité. Les communes ont souvent mis en place des actions ponctuelles concernant l'alimentation. Un projet d'école annuel permettrait d'assurer une information et des activités pratiques tels que d'autres pays les ont intégrés dans les programmes. Le département ayant en charge les collèges, ne serait-il pas indispensable de restructurer les enseignements de technologie, de moins en moins assurés faute de professeurs, en attribuant un horaire à des enseignements pratiques d'Économie Domestique. D'autre part, ne serait-ce pas utile que le département, qui accompagne les publics fragiles, s'intéresse également à leur vie quotidienne en mettant en place des formations d'Économie Domestique auprès des adultes ? pour la Région, en charge les lycées, ne serait-il pas intéressant de mener une réflexion sur l'importance d'une formation pratique d'Économie Domestique pour les jeunes sur le point d'entrer dans la vie adulte ? Dans ces perspectives, il est évident que l'État doit également revoir la formation professionnelle de ses fonctionnaires. En priorité tous les personnels de l'Éducation nationale, quelle que soit la discipline, doivent bénéficier d'une réelle formation à l'Économie Domestique pendant leur année de stagiaire.

Les restaurateurs, que ce soit au sein de leurs établissements, par leur présence au niveau des émissions de télévision, lors de leurs interventions en milieu scolaire et dans les formations d'adultes, ont aussi leur part dans la diffusion du patrimoine culinaire. Quel sera leur choix : poursuivre les habitudes alimentaires, les faire évoluer à partir d'une cuisine attractive, surprendre le mangeur à partir de recettes *revisitées* ?

L'arrivée inattendue de la Covid-19 a fait prendre conscience de l'importance des besoins primaires essentiels de la vie quotidienne en mettant en avant le rôle de l'hygiène dans la protection contre les risques microbiens et la priorité de l'alimentation quotidienne pour chacun. Mais « La raison, le jugement, viennent lentement, les préjugés

accourent en foule. » (Jean-Jacques Rousseau) et l'image de ces enseignements fondamentaux de l'Économie Domestique restent encore, particulièrement en France, peu valorisés au sein des formations. Espérons que, comme nous le précisait Georges Danton, cet énoncé devienne une réalité dans les prochains programmes de l'Éducation nationale française « Après le pain, l'éducation est le premier besoin du peuple ».
Un des grands enjeux de demain : transmettre notre patrimoine alimentaire dont notre assiette raconte toute la diversité de son histoire ?

ANNEXES

Annexe 1 : Les textes instaurateurs et les textes destructeurs de l'Enseignement Ménager en France de 1954 à 2000

Annexe 2 : Quelques recettes traditionnelles

Annexe 1

Les textes instaurateurs et les textes destructeurs de l'Enseignement Ménager en France de 1954 à 2000

Ordonnance n° 2000-549 du 15 juin 2000 relative à la partie Législative du code de l'éducation (J.O. du 22.06.2000 Page : 9348)

- *Art. 7 (36°) : Abroge la loi n° 393 du 18 mars 1942 portant sur l'organisation de l'enseignement ménager familial*
- *Art. 7 (46°) : Abroge l'ordonnance n° 45-2634 du 2 novembre 1945 relative à l'ouverture et au fonctionnement des établissements privés de formation ménagère familiale)*

Décret du 4 février 1998 portant dissolution du Centre national de formation et de perfectionnement de professeurs de Montlignon (J.O. du 11/02/98 Page : 2153)

(Abroge le décret du 4 juillet 1959 portant création à Montlignon d'un Centre national de formation et de perfectionnement des professeurs d'enseignement ménager et ménager agricole)

Décret n° 97-32 du 13 janvier 1997 portant suppression du Centre national de préparation au professorat de travaux manuels éducatifs et d'enseignement ménager (J.O. DU 18/01/97 Page : 908)

(Abroge le décret du 26 novembre 1965 portant création du Centre national de préparation au professorat de travaux manuels éducatifs et d'enseignement ménager - Abroge implicitement le décret n° 88-92 du 25 janvier 1988 relatif au conseil d'administration du Centre national de préparation au professorat de travaux manuels, éducatifs et d'enseignement ménager)

Arrêté du 22 mai 1986 portant suppression de l'enseignement manuel et technique dans les lycées (JO 25-05-1986 p. 6701-6702)

Arrêté du 24 octobre 1980 modifiant l'arrêté du 16 mai 1959 organisant le certificat d'aptitude à l'enseignement des travaux manuels éducatifs et à l'enseignement ménager (JO 29-10-1980 p. NC 9496-9497)

(Remplace les art. 2 et 7 - L'art. 3 du présent texte précise que la dernière session du certificat d'aptitude à l'enseignement des travaux manuels éducatifs et à l'enseignement ménager se tiendra en 1986)

Arrêté du 28 septembre 1977 relatif aux épreuves du certificat d'études préparatoires au diplôme de travaux manuels éducatifs et d'enseignement ménager (JO 04-10-1977 p. NC 6366)

(Modifie l'art. 1er de l'arrêté du 31 octobre 1962)

Arrêté du 27 août 1970 relatif aux conditions d'obtention du diplôme de travaux ménagers éducatifs et d'enseignement ménager (JO 30-08-1970 p. 8120)
(Modifie l'arrêté du 22 février 1955)

Arrêté du 15 mai 1970 relatif au certificat d'études préparatoires au diplôme de travaux manuels éducatifs et d'enseignement ménager (JO 17-05-1970 p. 4676)
(Modifie l'art. 1er et remplace l'art. 2 de l'arrêté du 31 octobre 1962)

Décret n° 70-390 du 5 mai 1970 complétant le décret n° 55-251 du 12 février 1955 relatif au diplôme de travaux manuels éducatifs et d'enseignement ménager et au certificat d'aptitude à l'enseignement des travaux manuels éducatifs et à l'enseignement ménager dans les lycées et collèges de jeunes filles ou dans les établissements mixtes et dans les écoles normales d'institutrices (JO 12-05-1970 p. 4464-4465)
(Modifie les art. 2 et 5 et insère l'art. 4 bis)

Arrêté du 18 novembre 1968 relatif au certificat d'études préparatoires au diplôme de travaux manuels éducatifs et d'enseignement ménager (JO 29-11-1968 p. 11205)
(Modifie l'art. 1er de l'arrêté du 31 octobre 1962)

Décret n° 68-513 du 27 mai 1968 modifiant l'article 2 du décret n° 55-251 du 12 février 1955 relatif au diplôme de travaux manuels éducatifs et d'enseignement ménager et au certificat d'aptitude à l'enseignement des travaux manuels éducatifs et à l'enseignement ménager dans les lycées et collèges de jeunes filles ou dans les établissements mixtes et dans les écoles normales d'institutrices (JO 05-06-1968 p. 5396)

Arrêté du 31 octobre 1962 relatif au certificat d'études préparatoires au diplôme de travaux manuels éducatifs et d'enseignement ménager (JO 22-11-1962 p. 11361-11362)
(Application de l'art. 2 du décret n° 62-1174 du 3 octobre 1962)

Décret n° 62-1174 du 3 octobre 1962 modifiant les conditions d'inscription au diplôme des travaux manuels éducatifs et à l'enseignement ménager (JO 12-10-1962 p. 9982)
(Remplace l'art. 2 du décret n° 55-251 du 12 février 1955)

Décret n° 61-1059 du 18 septembre 1961 relatif au classement dans le corps des certifiés des titulaires du certificat d'aptitude à l'enseignement des travaux manuels éducatifs et à l'enseignement ménager dans les lycées et collèges de jeunes filles, ou dans les établissements mixtes, et dans les écoles normales d'institutrices (JO 23-09-1961 p. 8773-8774)

Arrêté du 16 mai 1959 relatif au certificat d'aptitude à l'enseignement des travaux manuels éducatifs et à l'enseignement ménager dans les lycées et les collèges de jeunes filles ou dans les établissements mixtes et dans les écoles normales d'institutrices (JO 31-05-1959 p. 5498-5499) *(Application du décret n° 55-251 du 12 février 1955)*

Décret n° 56-904 du 6 septembre 1954 modifiant le décret n° 55-251 du 12 février 1955 relatif au diplôme de travaux manuels éducatifs et d'enseignement ménager et au certificat d'aptitude à l'enseignement des travaux manuels éducatifs et à l'enseignement ménager dans les lycées et collèges de jeunes filles ou dans les établissements mixtes et dans les écoles normales d'institutrices (JO 11.09.1956 p. 8620) *Remplace l'article 2*

Arrêté du 22 février 1955 relatif au diplôme de travaux manuels éducatifs et d'enseignement ménager (JO 26-02-1955 p. 2167-2168 *(Application du décret n° 55-251 du 12 février 1955)*

Décret n° 55-251 du 12 février 1955 relatif au diplôme de travaux manuels éducatifs et d'enseignement ménager et au certificat d'aptitude à l'enseignement des travaux manuels éducatifs et à l'enseignement ménager dans les lycées et collèges de jeunes filles ou dans les établissements mixtes et dans les écoles normales d'institutrices (JO 15-02-1955 p. 1808)

Annexe 2

Quelques recettes traditionnelles

Les recettes du terroir, les spécialités régionales sont généralement faites à partir d'ingrédients simples et peu chers, pommes de terre, haricots, légumes, fromage. Elles nécessitent parfois des cuissons longues lorsqu'elles sont effectuées à partir de morceaux de viande de 2ème catégorie (paleron, macreuse, jumeau…) et de 3ème catégorie (collier, jarret, plat de côte…), mais présentent peu de difficultés à lors de l'exécution. Ces plats permettent d'obtenir de savoureuses préparations économiques pour les familles. Les chefs cuisiniers reviennent à ces préparations tout en les qualifiant parfois de *revisitées* en faisant évoluer la préparation ou la présentation.

Liste des recettes

Aligot d'Aubrac	p. 188
Baeckeofffe d'Alsace	p. 186
Beignets de fleurs d'acacia	p. 196
Bœuf bouilli parmentière	p. 184
Bœuf Bourguignon	p. 190
Bouillabaisse de Provence	p. 192
Bourride de Sète	p. 191
Bûche de Noël traditionnelle	p. 198
Cassoulet	p. 193
Clafoutis du Limousin	p. 196
Crêpes de Bretagne	p. 195
Galettes au blé noir	p. 195
Kougelhof d'Alsace	p. 197
Lapin aux pruneaux	p. 187
Pot-au-feu à l'ancienne	p. 184
Potée de Franche-Comté	p. 187
Quiche Lorraine	p. 189
Soupe au Munster	p. 187
Soupe aux choux	p. 184
Tarte Tatin	P. 196
Tartiflette de Savoie	p. 188
Tête de veau	p. 185
Velouté de châtaignes	P. 189

Recettes : *les recettes proposées ont été préparées par l'auteur*

Pot-au-feu à l'ancienne
6 personnes
500 g de plat de côte, 500 g de jarret de bœuf, un pied de veau, 100 g de lard maigre, un os à moelle, une gousse d'ail, un oignon piqué de 2 clous de girofle, 2 navets, 2 tomates, un bouquet garni, 4 poireaux, une dizaine de petites carottes, quelques grains de poivre, sel.

Dans une marmite en terre, mettre l'eau nécessaire et une poignée de sel marin. Faire partir à feu vif et dès que l'écume monte à la surface, écumer. Lorsque l'ébullition recommence, ajoutez un verre de vin blanc et continuer à écumer.

A la deuxième ébullition, mettre à feu modéré et ajouter les gousses d'ail, l'oignon piqué de clous de girofle, les navets, les tomates, le bouquet garni, les poireaux, les carottes, quelques grains de poivre.

Laisser cuire à petit feu pendant 3 heures au moins.

Au moment de servir, dégraisser le bouillon, retirer l'os à moelle et tartiner la moelle sur du pain grillé qui sera déposé dans l'assiette avant de verser le bouillon.

Servir la viande entourée des légumes dans un plat ou sur assiette.

Bœuf bouilli parmentière
6 personnes
500 g de viande de pot-au-feu, 1 kg de pommes de terre, 2 œufs, sel, poivre, farine.

Préparer un hachis avec la viande de pot-au-feu.

Cuire les pommes de terre à l'eau ou à la vapeur et les écraser.

Mélanger la viande, les pommes de terre et 2 œufs entiers.

Saler et poivrer.

Former des saucisses plates et les rouler dans la farine.

Frire les saucisses en friteuse ou en poêle.

Servir avec une salade.

Soupe aux choux
6 personnes
1 chou vert, 6 pommes de terre, 3 carottes, 2 oignons, 2 gousses d'ail, 1,5 L d'eau ou de bouillon de volaille, 1 bouquet garni (persil, laurier, thym), huile d'olive, sel, poivre noir.

Éplucher le chou après l'avoir nettoyé et débarrassé de sa base et de ses feuilles extérieures. Détailler chaque feuille en fines lanières.

Blanchir ensuite les lanières de chou pendant 2 minutes dans un grand volume d'eau bouillante salée. Les passer sous l'eau froide et les égoutter.
Éplucher les carottes et les pommes de terre, les couper en petits morceaux.
Éplucher l'ail puis l'écraser dans un petit mortier.
Peler les oignons et les émincer.
Dans un grand faitout, faire revenir dans un peu d'huile d'olive les oignons et l'ail, quelques minutes sans les colorer. Ajouter les légumes, le bouquet garni, du sel et du poivre et mouiller le tout avec l'eau.
Dès ébullition, couvrir le faitout partiellement, baisser le feu et laisser mijoter à petit feu pendant 30 minutes.
En fin de cuisson, retirer le bouquet garni et verser le potage dans une soupière.
Pour transformer ce potage en repas, ajouter un saucisson entier à cuire (Morteau) dans le faitout 20 min avant la fin de cuisson. Le sortir du potage, retirer la peau et le découper en rondelles. Ajouter quelques rondelles dans chaque assiette.

Tête de veau
6 personnes

1 kg de tête de veau désossée avec langue, 25 cl de vin blanc, 1 poireau, 300 g de carottes, 1 bouquet garni, 1 oignon, 1 kg de pommes de terre, poivre, sel, fleur de sel

Déposer la tête de veau dans une casserole, rajouter le vin blanc et de l'eau à hauteur.
Ajouter l'oignon, la moitié verte du poireau, le bouquet garni et une carotte.
Porter à ébullition et écumer. Quand il n'y a plus d'écume saler, poivrer et mettre à feu doux.
Faire cuire à feu doux pendant 2 h.
Éplucher les carottes, les couper en morceaux ainsi que le reste de poireau. Les faire cuire dans une casserole avec de l'eau et un peu de bouillon de la tête de veau prélevé.
Faire cuire de même les pommes de terre dans une autre casserole.
En fin de cuisson, égoutter et couper la tête de veau en morceaux.
Servir la tête de veau saupoudrée de fleur de sel entourée des légumes et accompagnée de sauce gribiche.

Baeckeoffe d'Alsace
8 personnes

600 g d'échine de porc, 600 g d'épaule d'agneau désossée, 600 g de paleron de bœuf, 2 kg de pommes de terre, 3 gros oignons, 2 blancs de poireaux, 8 carottes, 2 feuilles de laurier, 3 branches de thym frais, 3 clous de girofle, 5 baies de genièvre, 2 gousses d'ail, sel, poivre, 1 bouquet garni (tiges de persil, 3 branches de thym, 1 feuille de laurier), 1 litre de Sylvaner ou de Riesling, sel/poivre
Pour la pâte à luter (facultatif) : 400 g de farine, 25 cL d'eau.

La veille

Préparer la moitié des légumes : émincer les oignons, tailler les carottes et les poireaux en fines rondelles. Mélanger le tout. Ajouter les clous de girofle, les baies de genièvre, les gousses d'ail.

Tailler les viandes en cubes (4/5 cm) puis faire des brochettes de 3 variétés en alternant un cube de porc, un cube d'agneau, un cube de bœuf. Les placer dans un plat creux avec la garniture de légumes. Ajouter, les baies de genièvre et les clous de girofle. Arroser d'un demi-litre de vin blanc. Recouvrir avec un film alimentaire et laisser mariner toute une nuit au réfrigérateur.

Le lendemain

Préparer le reste de légumes : émincez les oignons, taillez les carottes et les poireaux en fines rondelles. Mélanger avec la garniture de légumes marinée.

Préparer le bouquet garni avec persil, thym et le laurier.

Éplucher les pommes de terre et les tailler en rondelles de 2 cm d'épaisseur.

Déposer une couche de pommes de terre au fond de la terrine à Baeckeoffe, saler et poivrer. Recouvrir de brochettes avec une couche de garniture de légumes, saler et poivrer. Déposer le bouquet garni. Continuer par couches successives et terminer par une couche de pommes de terre.

Arroser avec la marinade. Compléter avec le reste de vin et ajouter si nécessaire un peu d'eau afin que le liquide arrive au moins à mi-hauteur.

Préchauffer le four à 200° C.

Confectionner une pâte à luter en mélangeant la farine avec de l'eau. Former un boudin à disposer autour de la terrine en appuyant bien pour la faire adhérer. Fermer avec le couvercle et souder en faisant remonter la pâte sur les bords du couvercle ou recouvrir de papier d'aluminium avant de poser le couvercle.

Enfourner le Baeckeoffe pour 2 h de cuisson puis mettre le four à 170° C et poursuivre la cuisson pendant 1 h 30 à 2 h.
Servir directement depuis la terrine avec une salade verte.

Soupe au Munster *Recette d'Émile Jung, Le Crocodile Strasbourg (1971-2009), servie par La Confrérie du Taste-Fromage de Munster*
6 personnes
2 blancs de poireaux, 800 mL de bouillon de volaille, 960 mL de lait, 150 g de fromage de Munster, sel, poivre, maïzena.
Faire suer les poireaux coupés en dés d'un cm, les mouiller au lait.
Faire cuire les poireaux dans le lait.
Ajouter le Munster sans la croûte, découpé en cubes.
Laisser cuire encore 15 minutes.
Ajouter le bouillon de volaille.
Saler, poivrer.
Lier avec la maïzena.

Lapin aux pruneaux
6 personnes
1 lapin d'1,5 kg, 1 bol de thé noir, 300 g de pruneaux, 2 échalotes, 2 dL de vin blanc sec, 1 cuillère à soupe de vinaigre de vin, 2 cuillères à soupe d'huile, thym, sel, poivre.
Mettre les pruneaux dénoyautés à tremper dans le thé refroidi 1 h.
Découper le lapin. Réserver le foie. Hacher les échalotes.
Faire dorer les morceaux de lapin dans l'huile. Ajouter les échalotes, le thym, le vin blanc, le sel et le poivre.
Laisser mijoter à couvert 30 minutes.
Mélanger le foie haché au vinaigre et l'ajouter dans la cocotte. Ajouter les pruneaux.
Laisser mijoter 20 minutes avant de servir.

Potée de Franche-Comté
Pour 6 personnes
2 saucisses de Morteau, 300 de poitrine fumée, 300 g de lard fumé, 1 kg de palette fumée, 1 chou frisé, 200 g de carottes, 100 g de navets en botte, 3 poireaux, 400 g de petites pommes de terre, 1 oignon, 2 clous de girofle, 1 gousse d'ail, 2 branches de thym, 1 feuille de laurier, poivre, 1 pincée de sel.

Mettre 4 L d'eau dans une casserole et y plonger la poitrine salée, le lard fumé, la palette, l'ail en chemise, l'oignon épluché piqué des clous de girofle, le thym et le laurier.
Laisser mijoter 45 min à feu doux.
Pendant ce temps, laver les légumes, couper le chou en deux, les poireaux et les carottes en grands morceaux.
Ajoutez au bouillon les légumes et les saucisses et laisser cuire 1 h à feu doux.
Égoutter les légumes en fin de cuisson et les disposer au centre d'un plat creux.
Couper les viandes et les disposer autour des légumes.

Tartiflette de Savoie
4 personnes

1 reblochon, 1 kg de pomme de terre à chair ferme (Charlotte, Amandine, Pompadour), 2 oignons blancs, 200 g de lardons nature, 30 g de beurre, 2 cuillères à soupe de crème fraîche, 25 cL de vin blanc de Savoie (Chignin-Bergeron, Apremont), muscade, sel, poivre.

Cuire les pommes de terre à l'eau avec leur peau. Les peler et les couper en rondelles de 1 cm d'épaisseur.
Hacher finement les oignons en petits. Les faire cuire 5 min avec le beurre puis ajouter les lardons et laisser cuire 10 min.
Rajouter les pommes de terre et faire rissoler 10 min à feu vif. Ajouter le vin blanc, le sel, le poivre et un peu de muscade râpée. Laisser réduire quelques minutes.
Verser la préparation dans un plat à gratin. Rajouter la crème fraîche sur le dessus.
Couper le reblochon entier en deux, puis en deux dans l'épaisseur. Déposer les fromages sur le dessus, côté croûte vers le haut. Faire cuire au four à 200°C pendant 20 à 30 minutes.
Servir avec une salade verte et une assiette de charcuterie de la région.

Aligot d'Aubrac
4 personnes

500 g de tome fraîche, 1 kg de pommes de terre pour purée (Bintje, Marabel, Manon), 250 mL de crème, sel, poivre, 1 gousse d'ail (facultatif).

Couper la tomme fraîche en lamelles.
Éplucher les pommes de terre. Les laver et les couper en morceaux

Les cuire dans de l'eau bouillante salée environ 20 min. Les passer au presse-purée. Ajouter la crème et bien remuer pour obtenir une purée assez épaisse.
Mettre cette purée dans une grande cocotte et rajouter les lamelles de tomme fraîche.
Chauffer à puissance moyenne environ 10 min. Bien mélanger avec une cuillère en bois en soulevant la pâte au-dessus de la cocotte de façon à étirer la pâte qui va devenir progressivement souple et filante. Assaisonner de sel et de poivre.
Servir immédiatement l'Aligot accompagné de saucisses.

Velouté de châtaignes
6 personnes

1/2 poule, 1 L de bouillon de volaille, 500 g de châtaignes épluchées, 3 échalotes, 100 g de lait caillé, 30 g de beurre, 15 cL de jus de viande, sel et poivre du moulin.

Tailler la demi-poule en cubes.
Émincer les échalotes.
Réserver 6 belles châtaignes que l'on cuira à l'étuvée pendant 1 h 30 à 60°C avec de l'huile d'olive.
Faire rissoler la volaille afin d'obtenir une belle coloration, puis ajouter les échalotes, le reste des châtaignes.
Mouiller à hauteur avec le bouillon très chaud, puis cuire 1 h 30 à petit bouillon.
Glacer les huit châtaignes au jus de viande.
Dresser : mettre le lait caillé assaisonné au centre de l'assiette puis les morceaux de volaille autour et disposer une châtaigne au centre.

Quiche Lorraine
6 personnes

250 g de farine, 125 g de beurre, 60 cL d'eau tiède, 250 g de crème fraîche épaisse, 3 œufs, 300 g de poitrine de porc fumée, 10 cL de lait, sel, poivre.

La pâte brisée

Dans un saladier, mettre la farine, le sel, puis le beurre en petits morceaux. Mélanger du bout des doigts. Rajouter l'eau tiède, mélanger rapidement et former une boule. Laisser reposer 30 min.

L'appareil

Verser dans un saladier la crème, le lait, les œufs entiers, saler légèrement et poivrer. Mélanger au fouet.

Détailler la poitrine de porc en petits lardons.
Préchauffer le four à 200°C (th. 6/7).
Étaler la pâte au rouleau et la foncer dans un moule à tarte beurré.
Piquer avec une fourchette le fond sur toute sa surface.
Répartir les lardons puis verser l'appareil. Enfourner et faire cuire 30 minutes environ.

Bœuf bourguignon
8 personnes

1,3 kg de bœuf (paleron, macreuse, collier, basse-côte), 100 g de lard fumé, 300 g de champignons de Paris, 300 g de carottes, 1 oignon, quelques oignons grelots, 15 cL de fond de veau.
Marinade : 1 L de vin rouge (Bourgogne), 1 branche de thym, 1 feuilles de laurier, 1 échalote, 4 baies de genièvre, 1 clou de girofle, poivre noir, 15 cL de fond de veau.
Sauce : 30 g de beurre, 2 carrés de chocolat noir.

La veille

Couper la viande en gros morceaux. Préparer la marinade, en mélangeant le vin, le thym, le laurier, l'échalote hachée, le genièvre le poivre. Ajouter les morceaux de viande et laisser mariner une nuit.

Le lendemain

Égoutter la viande et réserver la marinade. Dans une grande cocotte, Faire chauffer un peu d'huile d'olive dans une cocotte et y faire revenir la viande quelques minutes jusqu'à ce qu'elle soit bien dorée. Retirer la viande de la cocotte puis faire revenir l'oignon haché quelques minutes. Déglacer avec la marinade. Ajouter 15 cL de fond de veau. Porter à ébullition, ajouter la viande et poursuivre la cuisson à frémissement. Cuire 2 h 30 en maintenant le bouillon à hauteur de la viande (ajouter de l'eau si nécessaire en cours de cuisson). La cuisson peut aussi avoir lieu au four 2 h 30 à 140° C.
Les légumes du bœuf bourguignon : Éplucher les carottes et les couper en rondelles assez épaisses, éplucher les oignons grelots. Les ajouter dans la sauce et laisser cuire 20 min à découvert pour réduire et épaissir le bouillon.
Avant de servir rajouter le beurre et le chocolat, saler et poivrer. Réchauffer 5 min à feu doux.
Dans une poêle, faire dorer le lard et les champignons découpés en petits morceaux et les ajouter.

Accompagner le bœuf bourguignon de pâtes, de pommes de terre vapeur ou de gratin dauphinois.

Bourride de Sète
4 personnes

2 kg de lotte (baudroie)
2 oignons des Cévennes
1 poireau
2 carottes
1 cœur de céleri
12 pommes de terre
15 cL d'huile d'olive
1/2 l de vin blanc
1 citron
1 feuille de laurier, 2 brins de thym, 2 gousses d'ail, sel, poivre

Aïoli
1 jaune d'œuf,
1 gousse d'ail,
20 cL d'huile d'olive,
1 cuillère à café de jus de citron,
1 pincée de sel

Sauce
15 cL d'huile d'olive
1 gousse d'ail
3 jaunes d'œufs
1 citron

Préparer l'aïoli
Mettre le jaune d'œuf, le sel et l'ail écrasé dans un petit bol. Ajouter quelques gouttes d'huile en très petites quantités, fouetter énergiquement. Ajouter l'huile en petites quantités et bien fouetter entre chaque ajout. Continuer jusqu'à obtenir une base épaisse et la quantité souhaitée.
Couper en morceaux les oignons, poireaux, carottes, céleri. Faire revenir 3 minutes à feu vif avec 15 cL d'huile d'olive, dans une grande sauteuse.
Ajouter le vin, le laurier, le thym, l'ail, le sel et le poivre. Cuire 10 minutes.
Ajouter les pommes de terre épluchées, cuire à feu moyen 25 minutes. Égoutter les légumes, réserver les pommes de terre. Hacher très fin les légumes, les réserver.
Écailler, vider les poissons, retirer la tête la queue, les nageoires et les couper en gros morceaux. La peau et la grosse arête seront retirées après cuisson délicatement.
Dans le court bouillon refroidi des légumes, placer les morceaux de poissons et cuire 10 minutes sans porter à ébullition. Sortir les poissons du bouillon, retirer la peau et les arêtes. Réserver au chaud.

Préparer la sauce
Avec l'ail écrasé, tourner les jaunes d'œufs, le sel, le poivre, 1 cuillère à soupe de jus de citron et l'huile d'olive. Fouetter le tout vigoureusement. Incorporer le bouillon puis faire épaissir la sauce à feu très doux en tournant jusqu'à la consistance souhaitée. Verser les légumes hachés dans la sauce et réchauffer à feu très doux.
Mettre dans un plat les morceaux de poissons et les pommes de terre. Napper avec la sauce.
Présenter en saucières l'aïoli et la sauce.
Accompagner de tranches de pain de pain grillées.

Bouillabaisse de Provence
6 personnes

Pour le bouillon
1 kg de poisson de roche de Méditerranée : girelle, tête de congre, rascasse
5 favouilles (petit crabe)
2 tomates
2 oignons
1 gousse d'ail
2 branches de fenouil
1 feuille de laurier
huile d'olive

Pour la sauce rouille
2 gousses d'ail
3 jaunes d'œuf
20 cL huile d'olive
3 c. à soupe concentré de tomate
safran en poudre
1 c. à soupe jus de citron
piment en poudre
sel et poivre

Pour la garniture
2 rascasses levée en filets
4 queues de baudroie en filets
1 saint-pierre levé en filets
3 rougets levés en filets
3 vives levées en filets
500 g de moules
500 g amandes de mer
500 g de crevettes
15 cL vin blanc sec
huile d'olive
2 oignons
200 g tomates cerise
2 gousses d'ail
1 bulbe fenouil
safran
2 anis étoilés
800 g de pommes de terre
sel et poivre

Recette de la rouille
Peler les gousses d'ail, enlever les germes et hacher les gousses.
Mélanger les gousses avec les jaunes d'œufs et monter en mayonnaise avec l'huile d'olive. Ajouter une pincée de piment, d'Espelette, le concentré de tomates, le citron et le safran. Mélanger, saler et poivrer. Garder la sauce au frais jusqu'au moment de servir.

Le bouillon

Dans une cocotte, faire revenir dans l'huile les oignons et l'ail pelé et haché. Ajouter les poissons, les crabes écrasés, les tomates coupées, le laurier, le fenouil, saler et poivrer. Ajouter 2 L d'eau et laisser cuire 1 h à feu moyen.

Passer au moulin à légumes à grille fine. Enlever le maximum d'arêtes.

La garniture

Éplucher, laver les pommes de terre et les couper en petits morceaux, les faire cuire avec un tiers du bouillon 20 min.

Gratter et ébarber les moules et les amandes. Les faire ouvrir à feu vif dans une cocotte avec le vin blanc. Les réserver au frais.

Récupérer le jus et le filtrer.

Éplucher, émincer ail, oignons et bulbe de fenouil. Dans une cocotte, mettre à fondre à feu doux dans l'huile, pendant 10 min. Ajouter le safran, l'anis, saler, poivrer et mouiller avec le reste de bouillon. Porter à ébullition, puis poursuivre la cuisson 15 min à feu doux.

Plonger les poissons dans le bouillon. Les cuire à feu doux sans ébullition 15 min. Ajouter les moules et les amandes avec leurs jus de cuisson, les crevettes, les tomates en morceaux et laisser cuire 5 min. Rajouter les pommes de terre et leur bouillon avant de servir.

Présenter avec la rouille et des croûtons.

Cassoulet *Recette de la Grande Confrérie du Cassoulet de Castelnaudary*

4 personnes

350 à 400 g de haricots secs de type lingot (du Lauragais de préférence), 2 cuisses de canard ou d'oie confites, coupées en deux, 4 morceaux de 80 g de saucisse pur porc dite "de Toulouse", 4 morceaux de 50 g de viande de porc (jarret, épaule ou poitrine), 250 g de couenne de porc dont la moitié sera utilisée après cuisson pour le montage du cassoulet, un peu de lard salé, 1 carcasse de volaille ou quelques os de porc, des oignons et des carottes.

La veille

Faire tremper les haricots secs une nuit dans l'eau froide.

Le lendemain

Vider l'eau des haricots, mettre les haricots dans une casserole avec trois litres d'eau froide et porter à ébullition pendant 5 minutes. Éteindre le feu, vider l'eau et réserver les haricots.

Procéder à la préparation du bouillon avec à nouveau 3 litres d'eau (non calcaire et de Castelnaudary si possible), les couennes coupées en larges lanières, une carcasse de volaille si on l'a ou quelques os de porc et, selon votre goût, un peu d'oignons et de carottes. Saler et poivrer (généreusement). Cuire ce bouillon pendant une heure puis filtrer le bouillon et récupérer les couennes.

Dans ce bouillon, filtré mettre les haricots à cuire jusqu'à ce que ceux-ci soient souples mais restent bien entiers. Pour cela il faut environ une heure d'ébullition.

Pendant la cuisson des haricots, préparation des viandes

Dans une grande poêle sauteuse, faire dégraisser les morceaux de confit à feu doux puis les réserver.

Dans la graisse restante, faire rissoler les saucisses de Toulouse puis les réserver.

Faire rissoler les morceaux de porc qui doivent être bien dorés et les réserver avec les autres viandes.

Égoutter les haricots et conserver le bouillon au chaud. Ajouter aux haricots quelques gousses d'ail et le double en poids de lard salé broyés ensemble.

Montage du Cassoulet

Pour cela on utilisera le plat creux en terre cuite qui s'appelait "e" (aujourd'hui "la cassole") et qui a donné son nom au cassoulet, ou à défaut un plat assez creux en terre cuite allant au four.

Tapisser le fond de la cassole avec des morceaux de couenne.

Ajouter environ un tiers des haricots et disposer les viandes puis verser le reste des haricots.

Disposer les saucisses en les enfonçant dans les haricots, le dessus des saucisses devant rester apparent.

Compléter la cassole en versant le bouillon chaud qui doit juste couvrir les haricots.

Poivrer au moulin en surface et ajouter une cuillère à soupe de la graisse de canard ayant servi à rissoler les viandes.

Cuisson : Mettre au four à 150°/160° C (Thermostat 5 ou 6) et laisser cuire deux à trois heures.

Pendant la cuisson il se formera sur le dessus de la cassole une croûte marron dorée qu'il faudra enfoncer à plusieurs reprises (les anciens disaient 7 fois).

Quand le dessus des haricots commence à sécher, on ajoutera quelques cuillères de bouillon.

Si vous préparez ce cassoulet la veille, il devra être réchauffé au four à 150° pendant une heure et demie avant de le servir. Ne pas oublier de rajouter un peu de bouillon ou, à défaut, quelques cuillerées d'eau. *Très important !!* Le cassoulet se sert bouillonnant dans sa cassole. Le servir délicatement sans le remuer, il n'en sera que meilleur et n'hésitez pas à en reprendre c'est un plat qui vous emportera au paradis de la gastronomie populaire !!

Galettes au blé noir (sarrasin)
6 personnes

330 g de farine de sarrasin, 75 cL d'eau, 10 g de gros sel, 1 œuf, 50 g de beurre.

Mettre la farine et le sel dans un saladier et faire un puits. Verser l'eau au fur et à mesure et mélanger avec une cuillère en bois jusqu'à obtenir une pâte épaisse.

Ajouter les œufs et mélanger. Laisser la pâte recouverte reposer 2 heures au réfrigérateur.

Faire fondre une noix de beurre dans la poêle à crêpe sur feu doux puis verser une louche de pâte en inclinant rapidement la poêle pour l'étaler sur toute la surface.

Utiliser une spatule pour décoller les bords de la galette et la retourner. Faire cuire chaque face 2 min environ.

Crêpes de Bretagne (fines)
6 personnes

250 g de farine de froment, 50 g de beurre, 50 cL de lait, 10 cL d'eau, 3 œufs, sel.

Mettre la farine et le sel dans un saladier et faire un puits, y verser peu à peu le lait et l'eau en battant avec un fouet. Rajouter le beurre fondu et les œufs et mélanger pour obtenir une pâte fluide.

Laisser la pâte recouverte reposer 30 min au réfrigérateur.

Faire fondre une noix de beurre dans la poêle à crêpe sur feu doux puis verser une demie louche de pâte en inclinant rapidement la poêle pour l'étaler sur toute la surface.

Utiliser une spatule pour décoller les bords de la galette et la retourner. Faire cuire chaque face 2 min environ.

Beignets de fleurs d'acacia
6 personnes

Huile de friture, plusieurs grappes de fleurs d'acacia, 1 œuf, 25 cL de lait, 150 g de farine, 60 g de sucre ou de miel d'acacia, 1 pincée de sel, 50 g de beurre.

Faire fondre le beurre, mélanger avec la farine, le sucre, le sel, le lait et l'œuf jusqu'à obtenir une pâte lisse sans grumeaux.
Laisser reposer la pâte 1 h au frais.
Faire chauffer de l'huile de friture dans une poêle.
Tremper chaque grappe de fleur dans la pâte et la déposer délicatement dans l'huile.
Sortir le beignet dès qu'il a une jolie couleur dorée, le déposer sur du papier absorbant.
Saupoudrer les beignets de sucre glace.

Tarte Tatin
6 personnes

250 g de pâte brisée, 1 kg de pommes à cuire, 150 g de beurre, 125 g de sucre en poudre.

Éplucher les pommes, enlever le cœur et les couper en quartiers.
Faire fondre le beurre à feu doux avec 25 g de sucre et y faire revenir les quartiers de pommes.
Beurrer le moule.
Faire un caramel blond avec un peu d'eau et les 100 g de sucre. Le répartir dans le moule.
Déposer les pommes dans un moule.
Disposer la pâte sur les pommes en l'enfonçant sur les côtés du moule. Piquer la pâte.
Laisser cuire th. 200 °C environ 30 min.
Démouler et présenter côté fruits. Servir tiède.

Clafoutis du Limousin
6 personnes

4 œufs, 150 g de sucre en poudre, 150 g de farine, 500 g de cerises noires, 40 cL de lait, beurre.

Le vrai clafoutis du Limousin (dont le nom vient du mot patois *clafi*, "rempli", évidemment de cerise*s*) exige, "de savoureuses petites cerises noires que l'on ne trouve qu'en Limousin … et pour atteindre à la perfection du clafoutis, il faut avoir du sang limousin dans les artères"... Curnonsky

Verser la farine dans une terrine. Faire une fontaine et ajouter les œufs battus à la fourchette l'un après l'autre, le lait peu à peu. Mélanger avec une cuiller en bois pour rendre la pâte homogène. La pâte doit être lisse et sans grumeaux. Laissez reposer 1 heure environ à température ambiante.

Laver les cerises à l'eau froide, les équeuter, ne pas les dénoyauter. Beurrer un grand moule à tarte. Ranger les cerises dans le moule en une seule couche. Verser la pâte dans le moule, puis répartir les cerises.

Faire cuire dans le four à 210 °C pendant environ 30 min.

Saupoudrer de sucre à la sortie du four.

Kougelhof d'Alsace

Pour un moule à kougelhof d'environ 22 cm de diamètre.

Garniture : 50 g de raisins secs blonds, 1 cuillère à soupe de rhum.

Levain : 10 g de levure de boulanger, 35 g d'eau à température ambiante, 50 g de farine T45.

Pâte à Kouglhof : 225 g de farine T45, 1 gros œuf, 125 g de lait entier à température ambiante, 40 g de sucre en poudre, 1 cuillère à café de sel, 65 g de beurre mou.

Finition : 25 g de beurre fondu (pour le moule), 50 g d'amandes, sucre glace.

Dans un bol, placer les raisins blonds secs et y verser la cuillère de rhum. Placer 20 secondes au four à micro-ondes, pour faciliter la réhydratation des raisins secs.

Réalisation du levain

Dans la cuve (saladier), verser la levure de boulanger émiettées et l'eau. Bien mélanger pour que la levure se dissolve complétement.

Ajouter les 50 g de farine et bien mélanger pour former un petit pâton.

Recouvrir complétement avec les 200 g de farine restante.

Placer dans un endroit chaud 25/30°C pendant 30 minutes environ.

Le levain doit pousser et faire craqueler la farine sur le dessus

Préparation de la pâte à Kougelhof

Dans le mélange précédent, verser le lait, l'œuf légèrement battu, le sucre, le sel et le beurre en morceaux.

Pétrir à la main ou l'aide du crochet du robot à vitesse moyenne pendant une bonne dizaine de minutes. Augmenter la vitesse et pétrir pendant 4 à 5 minutes. La pâte doit se décoller facilement de la cuve avec suffisamment d'élasticité.

Ajouter les raisins marinés puis mélanger une dernière fois pour obtenir une pâte homogène.
Placer la cuve dans un endroit assez chaud, et laisser pousser pendant 2 h environ. La pâte doit doubler de volume.
Pendant ce temps, faire fondre un peu de beurre et à l'aide d'un pinceau, beurrer le moule.
Tapisser d'amandes.
Une fois poussée, placer la pâte sur le plan de travail et dégazer légèrement.
Former délicatement une boule puis la placer dans le moule en faisant un petit trou sur le centre.
Tasser légèrement puis laisser pousser dans un endroit chaud jusqu'à ce que la pâte arrive tout en haut du moule.
Cuisson du Kougelhof
Faire préchauffer le four à 170°C en chaleur tournante.
Mettre à cuire pendant environ 35/40 min.
Une fois cuit, démouler et laisser complétement refroidir.
Saupoudrer de sucre glace.

Bûche de Noël traditionnelle
6 personnes
Crème au beurre : 4 jaunes d'œufs, 100 g de sucre en poudre, 5 cl d'eau, 125 g de beurre, parfums : café, cacao non sucré, liqueur…
Biscuit roulé : 3 œufs, 100 g de sucre en poudre, 80 g de farine fine
Préparer la crème au beurre
Battre les jaunes au fouet.
Porter le sucre et l'eau à ébullition 10 à 15 min jusqu'à 120° C (Le sirop se fige en boulettes lorsqu'on le verse dans l'eau froide).
Verser lentement le sirop sur les jaunes en continuant à fouetter 15 à 20 min.
Laisser refroidir le mélange. Le mélange et le beurre doivent être à même température.
Incorporer le beurre travaillé en pommade en petits morceaux.
Ajouter le parfum. Bien mélanger.
Conserver au réfrigérateur 3 jours maximum et sortir 30 min avant de l'utiliser.
Rattrapage de la crème au beurre tournée : travailler 2 cuillères à soupe de beurre auquel on incorpore progressivement la crème tournée.

Préparer le biscuit
Préchauffer le four à 200° C.
Préparer la génoise en fouettant les jaunes et le sucre jusqu'à ce que le mélange blanchisse. Ajouter la farine.
Battre les blancs en neige. Les incorporer délicatement au mélange précédent.
Verser la pâte sur une plaque avec papier cuisson (1/2 cm d'épaisseur). Bien surveiller la cuisson (il faut que le biscuit soit blond et juste ferme).
Sortir le biscuit et le retourner sur le plan de travail saupoudré de sucre ou sur linge humide.
Passer rapidement sur le papier cuisson une lingette ou du papier absorbant imprégné(e) d'eau très froide. Retirer délicatement le papier.
Étaler rapidement la garniture (confiture, crème de marron, crème pâtissière…) en laissant 1 cm sur les bords.
Pour pouvoir rouler le biscuit il ne doit pas refroidir.
Rouler le biscuit sur lui-même doucement.
Laisser bien refroidir avant de le décorer avec la crème au beurre.

Éléments de bibliographie

Ouvrages

Astolfli Jean-Pierre, *Quelle éducation scientifique pour quelle société* – PUF Paris – 1978

Baumert Hélène, *Plaidoyer pour l'enseignement des pratiques alimentaires* – Harmattan – Paris – 2010

Baumert Hélène, Spanagel Claire, Wisniewski Éric, *Base de compétences des employés polyvalents de restauration* – Éditions BPI – 2021

Bourdieu Pierre, *La reproduction* – Éditions de Minuit Paris– 1971

Bourdieu Pierre, *La distinction* – Éditions de Minuit Paris – 1979

Boutry Léon, *L'enseignement primaire et la monarchie* – Vve Guy Alençon – 1901

Brillat-Savarin Jean-Anthelme, *Physiologie du goût* – Boulé Éditeur Paris – 1850

Brusset Christophe,

Chalamet R. El. *La première année d'économie domestique* – Armand Colin Paris – 1887

Durru-Bellat Marie, *L'école des filles* – Harmattan Paris – 1990

Fagniez Gustave, *La femme et la Société Française dans la première moitié du 17ème siècle* – Gamber Paris – 1929

Fardet Anthony, *Halte aux aliments ultra transformés ! Mangeons vrai* – Thierry Souccar Vergèze – 2017

Fumey Gilles, *Atlas des cuisines et gastronomies* – Éditions Autrement Paris – 2009

Fumey Gilles, *Manger local, manger global* – Éditions du CNRS Paris – 2010 – 2021

Gagné Ellen, *The cognitive psychology of school learning* – Boston, Little, Brown and company – 1985

Giordan André, *Apprendre* ! – Belin Paris – 1998

Haumont Raphaël, *Les papilles du chimiste* – Dunod, Malakoff– 2017

Jacquinet Paul, *Madame de Maintenon dans le monde et à Saint-Cyr* – Belin Paris – 1888

Joigneaux Pierre, *Conseil à la jeune fermière* – Masson – 1882

Lavalée Théophile, *Lettres et entretiens sur l'éducation des filles, par Madame de Maintenon* – Charpentier Paris – 1861

Lavalée Théophile, *Conseils et instructions Madame de Maintenon, lettre de 1993*
Lotz Julie, *Planète SOJA* – Éditions du Rocher – Monaco – 2020
Orieux Marcel, Everaere Marcel, Melle Briand J., Braillon Henri, *Sciences appliquées, classes de fin d'études, écoles rurales de filles* – Hachette Vanves – 1959
Ory Pascal, *L'histoire culturelle* – Que sais-je ? – Paris – 2011
Ory Pascal, *L'identité passe à table* – Fondation Nestlé France – 2012
Mmes Pariset et Celnart, *Encyclopédie de la Maîtresse de Maison* – Mulo Libraire Editeur Paris – 1913
Melle Pavette O. *Premières notions de sciences avec leurs applications à l'agriculture et à l'hygiène* – Belin Paris – 1899
Peterfalvi Brigitte, *Les processus d'apprentissage en Sciences expérimentales* – INRP Paris – 1991
Petschauer Peter, *The education of women in eighteenth century germany* – Edwin Mellen Press New York – 1989
Pitte Jean-Robert, *Géographie des odeurs* – Harmattan Paris – 1998
Pitte Jean-Robert, *Gastronomie française. Histoire et géographie d'une passion* – Fayard Paris – 2005
Pitte Jean-Robert, *Atlas gastronomique de la France* – Armand Colin 2017
Poulain Jean Pierre, *Sociologies de l'alimentation* – PUF Paris – 2017
Purvis June, *A history of women's education in England* – University Press Milton Keynes – 1991
Raquait H., *La première année de ménage rural* – Armand Colin 1913
Reboul Olivier, *Qu'est-ce qu'apprendre* – PUF Paris – 1980
Reboul Olivier, *Philosophie de l'éducation* – PUF Paris – 2010
Regouby Christian, Ducasse Alain, *Manger est un acte citoyen* – Editions des Liens qui libèrent – 2017
Rousselot Paul, *Histoire de l'éducation des femmes en France* – Didier Paris – 1883
Mlle Sagnier, *La fillette bien élevée, Hygiène,* Éducation – Armand Colin Paris – 1900
Stengel Kilien, *Chronologie de la gastronomie et de l'alimentation* – Éditions du temps – 2008
Stengel Kilien, *La gastronomie du produit à l'assiette* – Alan Sutto, Mémoire en images – 2008
Stengel Kilien, *Enseigner l'alimentation, un projet de société* – Harmattan Paris – 2017
This Hervé, *La cuisine c'est aussi de la chimie* – Hachette Paris – 2013

Willot Jean-Pierre et Fumey Gilles, *Histoire de l'alimentation* – PUF – 2021

Thèses

Cardenas Diana, *La nutrition en médecine* – Université de Franche-Comté – Philosophie – 2016
Gagné Robert, *Les principes fondamentaux de l'apprentissage, application à l'enseignement* – Université de Montréal – 1984
Marchand Claire, *Le médecin et l'alimentation* – Université François Rabelais de Tours – Histoire contemporaine – 2014
Poulain Jean-Pierre, *Anthroposociologie de la cuisine et les manières de table* – Université Paris VII – 1985

Articles

ARON J.P. Étude sur l'Éducation des filles de qualité sous l'Ancien Régime – *Revue générale belge octobre* – 1955
BARDEAU A. L'enseignement professionnel et ménager des filles au 17ème et 18ème siècles – *Réforme sociale* – 1er août 1905 – tome 5
FOURGUIN J.C. L'approche sociologique de la réussite et de l'échec scolaire – *Revue française de pédagogie* – 1982
FOUR DE LA LONE L'éducation des filles de qualité sous l'ancien régime – *Revue générale belge* – 15 octobre 1955
GIARD L. Logique et système du savoir selon Hugues de Saint-Victor – *Revue d'Histoire des Sciences* – XXXVI – 1983
PLESIS J. Éducation et culture féminines au 17ème siècle – *La quinzaine* – 16 octobre 1905

Autres sources

International Federation for Home Economics (IFHE)
Kaiser Friedrich Str 13 - 53113 BONN, Germany
UNESCO The diversification of secondary education: school curricula in comparative perspective november 2006
INSEE Comptes nationaux annuels
Exploitation de l'état civil
Enquêtes santé sur les carences et excès alimentaires INSERM, INRA, INSEE
Cinquante ans de consommation en France – INSEE – 2009

Le Gall Institut Mère-Enfant, annexe pédiatrique, Hôpital Sud, Rennes

Programmes et référentiels de différents pays

Afrique
Home Economics Department Kenyata Université Nairobi
MEN – Institut Pédagogique National – Section Economie Familiale – Bamako – Mali
Amérique
Canadian Home Economics association – Ottawa – Canada
American Association of Family and Consumer Sciences – Alexandria – Virginia 22314 – United States
Asie
Japan Society of Home Economics – Tokyo – 112 – Japan
Europe
Arbeitsgemeinschaft Hauswirtschaft Institutionen und Verbände Pädagogisches Institut – Feldkirch – Austria
Statens Husholdningsrad – Kobenharn – Denmark
Kotitalous – Helsinki 25 – Finland
Deutschland sektion des HauswirtschafT – Fulda – Germany
Centro Internationzale Studi Famiglia – 20145 – Milano – Italy
Bibliotheek Studierichting Huishoudwetenschappen – Wageningen – Netherlands
Komitet Gospodarstwa Domowego – Warszawa – Poland
Hushallslarären – Stockolm - Sweden
Arbeitsgemeinschaft der Hauswirtschafts – Chur – Switzerland
Université de Freiburg – Switzerland
Institue of Home Economist – Birmingham – United Kingdom
Programmes d'enseignement – Ministère de l'Éducation Nationale – France
Ambassades
Programmes d'enseignement

Table des matières

Avant- propos p. 11

Assemblée Générale des Nations Unies 2021 p. 13

Introduction p. 15

Première partie
Perception de l'Économie Domestique dans le monde p. 25

Chapitre 1 : Évolution de l'enseignement de l'Économie Domestique en France p. 27
1. Du 14ème au 19ème siècle p. 27
 1.1 Du 14ème au 16ème siècle p. 27
 1.2 Au 17ème siècle p. 27
 1.3 Au 19ème siècle p. 29
2. Le 20ème et le 21ème siècle p. 31
 2.1 1968, une année charnière p. 34
 2.2 Un enseignement réservé aux sections professionnelles p. 35
 2.3 2012, la Refonte de l'École p. 38
3. L'enseignement agricole p. 41
4. Rapports et réflexions sur l'Économie Domestique p. 43
 4.1 Le rapport Mérieu-Dudet p. 43
 4.2 Le rapport Son Thierry Ly p. 43
 4.3 Le groupe de travail « Transition alimentaire, filières et territoires » p. 44
 4.4 Slow Food p. 44

Chapitre 2 : Enseignement de l'Économie Domestique p. 47
1. Des pays qui ont maintenu l'Économie Domestique dans les programmes scolaires p. 47
 1.1 Asie p. 47
  * Corée du Sud p. 47
  * Japon P. 47
 1.2 Amérique p. 48
  * États-Unis p. 48
  * Canada p. 49
 1.3 Europe p. 50

* Royaume-Uni p. 50
* Écosse p. 50
* Irlande p. 50
* Suède p. 50
* Norvège p. 51
* Finlande p. 51
* Danemark p. 52
* Pays-Bas p. 53
* Allemagne p. 53
* Suisse p. 54
1.4 Afrique Francophone p. 55
2. Les apports de l'Économie Domestique dans la formation scolaire p. 56
2.1 Les facteurs susceptibles d'engendrer un changement de pratiques p. 57
2.2 C'est lors des activités pratiques et autour de la table que chacun apprend les valeurs d'une société p. 58

Chapitre 3 : Les orientations alimentaires p. 61
1. Les modes alimentaires p. 61
1.1 Quelques modes alimentaires actuels p. 61
1.2 Deux tendances : le sans gluten et le sans lactose p. 64
1.3 De nouvelles orientations p. 64
1.4 Risques nutritionnels liés à certains modes alimentaires p. 64
2. Exemples de guides alimentaires p. 65
* Canada p. 66
* États-Unis p. 66
* Japon p. 67
* Brésil p. 67
* Bénin p. 68
* Suisse p. 68
* Grande Bretagne p. 69
* Diète alimentaire méditerranéenne p. 69
* France p. 70

Deuxième partie
Alimentation et santé p. 73

Chapitre 1 : Besoins physiologiques du corps humain p. 75

1. Composition chimique moyenne du corps humain p. 75
2. Besoins du corps humain p. 77
2.1 La ration alimentaire p. 77
2.2 Les besoins énergétiques moyens quotidiens p. 78
2.3 Utilisation moyenne des calories p. 79

Chapitre 2 : Évolution de la consommation et troubles alimentaires p. 81
1. Évolution de la consommation depuis 50 ans p. 81
1.1 Part de la consommation alimentaire dans les revenus p. 81
1.2 Composition du panier alimentaire p. 82
1.3 Consommation des boissons alcoolisées p. 83
1.4 Étude comparative de la consommation des ménages p. 83
2. Les principaux troubles alimentaires p. 84
2.1 Les déséquilibres alimentaires p. 84
2.2 Les carences les plus fréquentes p. 84
* La vitamine C p. 84
* La vitamine B12 p. 85
* Le fer p. 85
* L'iode p. 85
* Le Calcium p. 85
3. Surpoids et obésité p. 86
3.1 Calcul de l'indice de masse corporelle p. 86
3.2 Évolution du surpoids et de l'obésité dans le monde p. 87
3.3 Le traitement de l'obésité p. 90
3.4 Le Chili : un exemple dans la prise en compte des problèmes de surpoids et d'obésité dans la population p. 90
4. Bien s'alimenter et pratiquer des activités physiques demeurent une priorité p. 91

Chapitre 3 : Le goût et les choix alimentaires p. 99
1. L'influence de la religion dans les choix alimentaires p. 99
1.1 L'Islam p. 99
1.2 L'Hindouisme p. 100
1.3 Le Judaïsme p. 100
1.4 Le Christianisme p. 101
2. L'alimentation reste toujours sous contrôle p. 101
3. Comment se développe le goût ? p. 104
3.1 Les organes des sens p. 104
3.2 Les saveurs de base p. 105

3.3 Les 5 sens p. 105
3.4 Le goût et le dégoût p. 106

Chapitre 4 : Contrôle et Réglementation p. 109
1. Les règles d'étiquetage des denrées alimentaires p. 109
1.1 Les règles d'étiquetage des denrées alimentaires préemballées p. 109
1.2 L'étiquetage des denrées alimentaires non préemballées p. 111
1.3 La vente à distance des denrées alimentaires préemballées p. 112
2. Les labels p. 112
2.1 Les labels officiels p. 112
2.2 Les labels d'initiatives, regroupements, corporations p. 112
2.3 Les labels régionaux et les médailles agricoles p. 113
2.4 Les indications marketing p. 114
3. Classification des additifs p. 114
4. Les aliments transformés et les aliments ultra-transformés p. 117
4.1 La classification NOVA p. 117
4.2 La classification SIGA p. 117
5. Les produits biologiques p. 118

Troisième partie
Transmettre le patrimoine alimentaire p. 121

Chapitre 1 : La transmission p. 123
1. Les types de famille p. 123
2. Les fonctions de la famille p. 124
2.1 Rôle biologique de la famille p. 124
2.2 Rôle économique de la famille p. 125
2.3 Rôle social de la famille p. 126

Chapitre 2 : Informer et Transmettre p. 129
1. Des initiatives contribuent à maintenir notre mémoire culinaire p. 130
1.1 Le « Fait maison » p. 130
1.2 Les paniers des producteurs locaux p. 130
1.3 La Fête de la gastronomie p. 131
1.4 Bon, ramène tes parents p. 131
1.5 La journée du goût p. 131

2. L'éducation en alimentation p. 132
2.1 Les structures Petite Enfance p. 133
2.2 L'école maternelle p. 133
2.3 L'école élémentaire p. 135
2.4 Le collège p. 135
2.5 Le lycée p. 136
3. Le public adulte p. 137
3.1 Les sources d'information p. 137
3.2 Proposition d'une formation adaptée aux adultes p. 139
3.3 Proposition de modules dans le cadre des formations p. 140

Chapitre 3 : Enseigner l'alimentation p. 141
1. Les conditions nécessaires pour assurer une formation en Économie Domestique p. 141
1.1 Les connaissances indispensables du formateur p. 141
1.2 Le concept d'alimentation p. 142
1.3 Les 6 conditions nécessaires pour enseigner p. 144
2. Les apprentissages devront répondre à des critères p. 144
2.1 Les apprentissages doivent être signifiants p. 144
2.2 Des méthodes pédagogiques diversifiées p. 145
2.3 Prendre connaissance des représentations des apprenants p. 146
3. La séance pratique de cuisine p. 148
3.1 Hygiène lors des préparations culinaires p. 148
3.1.1 Hygiène personnelle en cuisine p. 149
3.1.2 Hygiène alimentaire p. 150
3.1.3 Nettoyage et désinfection p. 151
4.1.4 Les aliments à risques p. 152
3.2 Étapes d'une réalisation en cuisine p. 153
3.3 La grille d'observation p. 154

Chapitre 4 : L'éducation du consommateur p. 155
1. Comparaison d'étiquettes p. 155
1.1 Produits divers p. 155
1.2 Produits de nature végétale p. 157
1.3 Plats préparés p. 159
1.4 La lecture des étiquettes p. 160
2. Des programmes nationaux p. 161
2.1 Le programme « Plaisir à la cantine » p. 161
2.2 La Loi Egalim p. 162

2.3 École de la deuxième chance (E2C) p. 162
3. Des expériences de terrain p. 163
3.1 Le restaurant scolaire Alice Mosnier de Fortschwihr (Haut-Rhin) p. 163
3.2 EPICES (Espaces de Projets d'Insertion Cuisine Et Santé) p. 166
4. De nouveaux projets se développent p. 168
4.1 Université populaire de Langres p. 168
4.2 Vrai et Bon p. 168
4.3 Fermes verticales p. 169
4.4 Les jardins perchés p. 169

Conclusion p. 171

Annexes p. 177

Annexe 1 : Les textes instaurateurs et les textes destructeurs de l'Enseignement Ménager en France de 1954 à 2000 p. 179

Annexe 2 : Quelques recettes traditionnelles p. 183
Liste des recettes p. 183
Recettes p. 184

Éléments de bibliographie p. 201

Structures éditoriales du groupe L'Harmattan

L'Harmattan Italie
Via degli Artisti, 15
10124 Torino
harmattan.italia@gmail.com

L'Harmattan Hongrie
Kossuth l. u. 14-16.
1053 Budapest
harmattan@harmattan.hu

L'Harmattan Sénégal
10 VDN en face Mermoz
BP 45034 Dakar-Fann
senharmattan@gmail.com

L'Harmattan Cameroun
TSINGA/FECAFOOT
BP 11486 Yaoundé
inkoukam@gmail.com

L'Harmattan Burkina Faso
Achille Somé – tengnule@hotmail.fr

L'Harmattan Guinée
Almamya, rue KA 028 OKB Agency
BP 3470 Conakry
harmattanguinee@yahoo.fr

L'Harmattan RDC
185, avenue Nyangwe
Commune de Lingwala – Kinshasa
matangilamusadila@yahoo.fr

L'Harmattan Congo
219, avenue Nelson Mandela
BP 2874 Brazzaville
harmattan.congo@yahoo.fr

L'Harmattan Mali
ACI 2000 - Immeuble Mgr Jean Marie Cisse
Bureau 10
BP 145 Bamako-Mali
mali@harmattan.fr

L'Harmattan Togo
Djidjole – Lomé
Maison Amela
face EPP BATOME
ddamela@aol.com

L'Harmattan Côte d'Ivoire
Résidence Karl – Cité des Arts
Abidjan-Cocody
03 BP 1588 Abidjan
espace_harmattan.ci@hotmail.fr

Nos librairies en France

Librairie internationale
16, rue des Écoles
75005 Paris
librairie.internationale@harmattan.fr
01 40 46 79 11
www.librairieharmattan.com

Librairie des savoirs
21, rue des Écoles
75005 Paris
librairie.sh@harmattan.fr
01 46 34 13 71
www.librairieharmattansh.com

Librairie Le Lucernaire
53, rue Notre-Dame-des-Champs
75006 Paris
librairie@lucernaire.fr
01 42 22 67 13

www.ingramcontent.com/pod-product-compliance
Lightning Source LLC
LaVergne TN
LVHW010925051026
849532LV00003B/845